Sorry voor het ongemak

De weg van zen

Jikan

"Zitten als een berg, stromen als een rivier."

Inhoud

I

Sorry voor het ongemak

*Doeke Algra, geboren te Menaldum, achtentwintig jaar
geleden, was nu even gelukkig. Hij was dat wel eens meer
geweest, bij zijn vader op schoot, kijkend naar de hondjes.
Er waren helemaal geen hondjes maar dat hoorde bij het
geluk. De oude Doeke Algra, toen een man in de kracht van
zijn leven, moest hard werken en kwam 's avonds moe thuis
en de kleine Doeke was een druk baasje. Hij wilde alleen
maar rustig op schoot zitten als er iets te doen was. "Straks
komen de hondjes," zei vader Algra dan en omarmde zijn
kleuter en samen keken ze uit het smalle raam van een laag
arbeidershuisje tussen knoestige wilgen en soesden in
elkaars warmte weg terwijl de hondjes niet kwamen.*

– Janwillem van de Wetering

Zomaar een dag

Een zonnige zondagochtend... Ik was te vroeg voor een afspraak en ging maar even op een muurtje zitten om wat dingen op te schrijven die onderweg, al fietsend, in mijn hoofd waren op gekomen.

Ik zat daar op mijn gemak te schrijven. Voor mij het verkeer dat langzaam op gang kwam, achter mij enkele woonboten, een paar zwanen in de gracht…

"Mag ik u even storen?".

Voor mij stond, zoals al snel bleek, een Jehova getuige. Op de één of andere manier kun je ze gemakkelijk herkennen. Ik deed vriendelijk en zei dat ik graag nog even door wou werken. Of hij me dan iets mocht geven? Dat mag altijd… En hij gaf mij een blaadje met daarop in grote letters: DE WAARHEID.

Ik stopte "De Waarheid" in mijn tas en probeerde me weer te concentreren. Nog geen vijf minuten later werd ik opnieuw aangesproken. Dit keer door een dakloze man die geïnteresseerd vroeg wat ik aan het schrijven was. Ik vertelde iets over het zenboeddhisme en over de les die ik aan het voorbereiden was. Hij knikte instemmend, pakte een folder uit zijn tas van een zen-centrum in de buurt met voorop de drie bekende regels:

"De weg van zen is jezelf bestuderen.
Jezelf bestuderen is jezelf vergeten.
Jezelf vergeten is verlicht worden door de 10.000 dingen."

We spraken verder en hij vroeg wat volgens mij de belangrijkste oefening is in zen. Ik noemde onder andere meditatie en hij vertelde dat hij net onderweg was naar een plek verderop, waar hij altijd gaat zitten om even stil te worden…

Een kort gesprek waarin we even oprecht contact hadden zonder elkaar iets te hoeven verkopen. Ik had hem kunnen negeren, wat eigenlijk ook mijn eerste gedachte was: Weer iemand die iets van me moet terwijl ik toch heel graag mijn o zo belangrijke gedachten op wil schrijven. Een dakloze die ongetwijfeld geld wil maar hij vroeg niet om geld…

Dit is een aardige illustratie van waarheid versus werkelijkheid. De Jehovagetuige die zijn waarheden met me wou delen. Hoe het leven geleefd moet worden. Al die zaken die wel of niet van belang zijn of waar ik wel en niet aandacht aan moet besteden. En de werkelijkheid die altijd onvoorspelbaar is. Waarin we juist op moeten passen met wel of niet van belang, goed versus slecht en oké versus niet oké.

Dit kun je ook zien als het verschil tussen Westers en Oosters denken, of tussen Westerse versus Oosterse filosofie. In het Westen staat vooral de waarheid centraal. We proberen het leven te begrijpen en in kaart te brengen door er over na te denken, door er over te theoretiseren en ook door de wereld te verdelen in goed en slecht.

In het Oosterse denken gaat het veel meer om het echt open staan voor de werkelijkheid, zonder deze onder te verdelen in goed en slecht. Soms wordt ook wel gezegd dat we proberen om één te worden met het hier en nu.

Dat is één van de dingen die in het zenboeddhisme wordt beoefend, het open staan voor de werkelijkheid en de werkelijkheid zien zoals ze is, en niet perse zoals wij denken dat hij is of willen dat hij is. Dat is ook één van de redenen waarom in zen zoveel aandacht is voor meditatie. We stappen even uit onze gedachtes, we hechten iets minder aan al die oordelen die we zo vaak op de wereld los laten. We stappen de leegte in om vervolgens meer open in de werkelijkheid te staan.

Soms doet het leven dat vanzelf… Die dag was namelijk nog niet voorbij. Na de afspraak fietste ik terug naar huis en opeens reed ik achter een man die achter op zijn fiets een hond had zitten. Een behoorlijk grote hond in een vrij klein mandje. En die hond zat daar prinsheerlijk om zich heen te kijken, wind door zijn haren, tong uit zijn bek. Een prettig gezicht.

Die man rijdt verder, en ik rij achter hem aan. Ik zie hoe andere mensen glimlachen als hij voorbij rijdt. Niet één keer maar vaker. Niet één glimlach, meerdere glimlachen. Bij het eerst volgende stoplicht, spreek ik hem aan. Ik vertel dat het er zo goed uit ziet. En hij legt uit dat dit werkt als je het maar van jongs af aan oefent. Bovendien heeft deze hond nu eenmaal een goed evenwichtsgevoel…

Ik spreek de man aan omdat hij mij een glimlach bezorgt. Hij glimlacht omdat ik het leuk vindt, omdat ik geïnteresseerd ben. Dat is ook leven in het hier en nu, of in de werkelijkheid. Dit zijn wat ik de Gouden Momenten noem. En zeker in een grote stad zijn die er nogal veel. Gebeurtenissen die opvallend zijn, waardoor we prettig wakker worden geschud voor het moment en de kans krijgen om even echt contact te maken met die ander of met het hier en nu…

We laten het leven zo vaak aan ons voorbij gaan in de bekende automatische piloot houding. We zitten weer eens vast in onze eigen gedachtencocon. Zeker als het met ons niet goed gaat: Mijn leven valt erg tegen, mijn relatie gaat niet lekker, mijn carrière ligt op zijn gat, het wordt nooit wat met mij…

Er is altijd wel iets om ons slecht over te voelen. Maar in plaats van alleen maar naar de grond te kijken, je leven overdenkend, kun je ook af toe je ogen openen voor de wereld om je heen. Het dagelijks leven biedt talloze momenten die ons even wakker kunnen schudden. Zie je het hondje? Of de zwerver? Er zijn zo veel van dat soort momenten. Kun je ze zien?

Ik wil

"Onze vader die in de hemel zijt, uw naam worde geheiligd, uw rijk kome, uw wil geschiede op aarde zoals in de hemel, geef ons heden ons dagelijks brood, vergeef ons onze schuld zoals ook wij aan anderen hun schuld vergeven en leid ons niet in bekoring maar verlos ons van het kwade…"

Voor wie het niet herkent, dat weet je tegenwoordig niet meer zeker, dit is natuurlijk het Onze Vader; Het gebed in het Christendom. Ik had lange tijd een vast bid-ritueel, ongeveer vanaf mijn 11ᵉ tot ergens begin 20. Elke avond voor het slapen gaan, zei ik die tekst op: "Onze vader die in de hemel zijt…"

Het is niet dat ik met bidden ben opgevoed. Ik begon te bidden toen mijn moeder overleed, ik was 11 jaar oud. Ik was boos dus ging ik maar een gesprek aan met wat ik toen als het hoogste zag: God. Natuurlijk heb ik hem flink vervloekt. Waarom moest dit gebeuren? Waarom zus, waarom zo…

Maar dat gesprek, wat uiteindelijk een soort bidden werd, bleef lange tijd bij me. En dat bidden kreeg ook een vast stramien. Eerst het Onze Vader, een korte tijd ook nog gevolgd door een Wees Gegroet. Daarna kwamen de restjes, maar dat waren eigenlijk de belangrijke restjes want dat was mijn persoonlijke verlanglijstje.

Ik begon bescheiden door God te bedanken voor de mooie dag. Ook als het helemaal geen mooie dag was geweest, vond ik dat ik dat toch moest zeggen. Want ik had al wel bedacht dat alle ervaringen in het leven belangrijk zijn. Of ze nu leuk zijn of niet, ze dienen vast ergens voor.

Daarna werd het lijstje al snel een stuk pragmatischer. "God, zou u willen zorgen dat…" en dan volgde mijn rijtje met prioriteiten. "God, zou u willen zorgen dat mijn vader, mijn broer ik, mijn vrienden… deze nacht levend door komen zonder één schrammetje er bij te krijgen." Natuurlijk bleek dat in de loop der tijd niet te lukken maar toch bleef dit onderwerp in het gebed en ik veranderde het lijstje naar wie er op dat moment belangrijk in mijn leven waren.

Na, dit rijtje kwamen de dagelijkse projecten waar ik hulp bij nodig had. Zoals het tentamen van die week, rijlessen, een belangrijke afspraak… Of God me daarbij wou helpen. En het gesprek werd nog pragmatischer. "God, zou u me willen helpen met… 5,6 miljoen." Waarbij natuurlijk de vraag was of ik dat bedrag mocht winnen. Denk aan de Jackpot van willekeurig welke loterij. 5,6 miljoen vond ik destijds ook een reëel bedrag. Omdat je met 1 miljoen niet zo veel kunt, zo had ik bedacht. Met 2… mwoh. Nee, ik kwam uit op 5,6 waarbij ik ook had bedacht, en dat was best genereus, dat ik dan de helft weg ging geven aan enkele van mijn beste vrienden.

Aan het eind van dit bidritueel kwam altijd hetzelfde laatste stukje: "Heer, als ik nog iets te bidden heb, dan hoop ik dat u dat niet erg vind." Je weet immers nooit of je te veel hebt gevraagd. En helemaal tot slot: "Als ik nog iets voor u kan doen, moet u het mij maar laten weten." Dit was een soort geste aan God, een mens moet ook bereid zijn om iets terug te geven…

Waarom dit persoonlijke verhaal? Deels natuurlijk vanwege de naïviteit en de pragmatische insteek maar vooral vanwege de menselijkheid die in al dit soort wensen zit. Vaak wordt gezegd: Als je iets wenst, doe er dan ook iets voor. In plaats van te bidden voor hulp tijdens een tentamen, studeer gewoon wat langer. Of, als je miljoenen wenst, speel dan op zijn minst ook echt mee in die loterij.

Natuurlijk is dat waar. Maar het gaat nu juist even niet om de verplichting tot realiteit maar vooral over de menselijkheid: Al die onmogelijke wensen… Ik herinner mij zelf, door dat ritueel van het bidden, even aan al die dingen die ik stiekem eigenlijk zou willen. Noem het een paradijs, een utopie. Idealen die niet kunnen. Mensen gaan dood, natuurlijk maar… Het is niet wat ik wil! DIT IS WAT IK WIL! Dit is mijn wensen-lijst!

Het heeft een mooie zachtheid in zich. Een herinnering aan hoe je eigenlijk wilt dat de wereld zou zijn. Of hoe je zou willen dat het leven gaat. Een herkenning van al die diepste wensen, hoe kinderlijk of naïef ze ook mogen zijn. En s 'avonds, vlak voor het slapen gaan, wordt daar een moment voor gereserveerd door ze uit te spreken.

Het Boeddhisme is op een bepaalde manier best hard. Omdat het ons telkens leert om de werkelijkheid te zien zoals ze is in plaats van de werkelijkheid zoals wij wensen dat die zal zijn. Tegelijkertijd wordt er niet gezegd je niet mag wensen. Dit is een belangrijk punt waar in het Boeddhisme wel eens discussie over is.

De wortels daarvan liggen in de tweede waarheid van de Boeddha. In totaal zijn er vier waarheden die beginnen met de eerste waarheid: Leven is Lijden. Daarna volgt de tweede waarheid: Lijden wordt veroorzaakt door de wens; het willen hebben, het willen zijn. En daarna komen de "oplossingen". Waarheid drie, de constatering dat de wens gebroken kan worden door, waarheid vier, het volgen van het Achtvoudige pad.

Terug naar de tweede waarheid: Lijden wordt veroorzaakt door de wens; Het willen hebben, of het willen zijn. Soms wordt gezegd: Neem de wens weg, dan is het lijden ook voorbij. Waarop sommige mensen de conclusie trekken dat je niet zou mogen wensen. Dat is immers de voor de hand liggende oplossing: Laten we niets meer wensen, dan is er immers ook geen lijden…

Dat is ook het idee dat veel mensen hebben bij het beeld van de Dikke Boeddha. Een soort onverstoorbaarheid, alsof niets hem raakt. Nirvana, de uitgedoofde vlam, verwijst naar hetzelfde idee. Dit soort denken wordt goed samengevat in deze zin: De weg is niet moeilijk voor wie geen voorkeur heeft. Als je al je voorkeuren of al je wensen uitschakelt, is de weg, het leven, niet moeilijk.

Maar als alle begeerte, alle wensen zijn uitgedoofd… Hoe ziet dat er daadwerkelijk uit? Dus we zijn volkomen flexibel in onze wensen, een soort schouderophalende houding: Wat het leven ook op mij werpt, alles is oké.

Je houd eigenlijk van pindakaas, maar je krijgt jam. Geen probleem, alles is oké. Je wordt ontslagen, je partner verbreekt de relatie, je hebt zo weinig geld dat je nauwelijks eten kunt kopen. Geen probleem, dat is oké… Iemand beledigt je tot op het bot. Jou, je familie, je partner… Oké. En zo kunnen we nog wel even door gaan. Je hebt immers geen wensen meer, geen voorkeuren. Dus alles wat er op je pad komt, is blijkbaar oké.

De grote vraag is hoe menselijk dit is. En ook, hoe wenselijk. En, is dat wat het Boeddhisme ons leert? Dat we al onze wensen moeten laten varen? Het stereotype beeld van monniken die vriendelijk glimlachen of goedkeurend knikken bij een werkelijkheid die ze eigenlijk niet bevalt?

Dat is op een bepaalde manier nogal gemakkelijk. Alsof het leven continue van ons afglijdt. Zen gaat juist over het verbinden met het leven, niet om er onverschillig tegenover te staan. Daarbij gaat het ook om het verbinden met ons zelf, onze eigen kleur, onze diepste wensen.

Wij mogen menselijk zijn. Wij zijn voorkeuren, wij zijn wensen, wij zijn begeerte. We hoeven niet kleurloos te worden. Denk niet dat je niets meer mag wensen. Wens vooral, laat je kleuren maar zien.

Soms is het juist de kunst om al die wensen te omarmen, in al onze naïviteit, zoals in dat kinderlijke gebed. Een herinnering aan ons menszijn. Een omarming van het kind in ons dat stiekem wil dat de werkelijkheid er heel anders uit ziet…

Rommel

Natuurlijk is er altijd nog het leven zelf dat zich niet zoveel aantrekt van onze wensen: "Het leven is een schooljaar dat begint met de Grote Vakantie..."

Stiekem denken we hier vaak anders over. Vooral wat betreft de volgorde. Nu zitten we nog in het schooljaar met alle verplichtingen, huiswerk, de benodigde discipline en wat al niet meer zij maar straks volgt eindelijk de Grote Vakantie. We werken ons nu even door al die zaken heen om later beloond te worden. Een hoop op betere tijden. We werken naar de Grote Vakantie toe waarin alles goed zal zijn, waarin we eindelijk kunnen doen wat wij willen.

Maar... Misschien is het inderdaad zo dat de vakantie al geweest is. De tijd dat we, zoals in onze jeugd, uit mochten slapen, veel vrije tijd hadden, dat er door anderen voor ons gezorgd werd, dat ons eten om 6 uur klaar stond, dat er iemand was die ons troostte als dat nodig was of die naar onze verhalen wou luisteren als het even niet zo lekker ging.

Die tijd ligt, voor de meeste volwassen mensen, achter ons. Mogelijk hebben we iets daarvan in ons leven terug kunnen halen in de vorm van luxe en extra vakanties, maar waarschijnlijk nooit meer met hetzelfde gevoel als in onze kindertijd.

Een groot deel van ons volwassen leven bestaat nu eenmaal, plat gezegd, uit "rommel". Rommel is eigenlijk een te negatief woord. Een betere omschrijving is misschien wel gewoon: noodzakelijk onderhoud. Dat wat onvermijdelijk bij het leven hoort.

Een deel daarvan wordt gevormd door de statische patronen die elke dag terug komen; De patronen die nodig zijn om het leven voortgang te laten vinden.[1] Werken, geld verdienen, tanden poetsen, de fietsband oppompen, de afwas doen. Al die zaken die dagelijks terug komen, die niet altijd per se leuk zijn maar die noodzakelijk zijn om het leven voort te laten gaan.

Het wordt tijd om Marvin te introduceren. Marvin is één van de hoofdrolspelers uit het boek 'The Hitchhikers guide to the Galaxy'. Hij is een superintelligente robot, met een "brain… the size of the universe". Met natuurlijk als logisch gevolg dat alles wat hij doet, of moet doen, veel te eenvoudig voor hem is. Hij is immers veel te slim voor al die simpele klusjes. Met als resultaat dat hij continue depressief is. Bij alles wat hem gevraagd wordt, zegt hij dan ook steevast: "I can do it but I won't enjoy it."

Marvins is een aardige metafoor omdat dit natuurlijk ook voor ons, de mens, geldt. Wij zijn, of vinden vaak dat we dat zijn, in veel gevallen veel te intelligent voor de dagelijkse "rommel" waar we mee te maken krijgen. En we herkennen ook dat gevoel: Moet ik me hier nog steeds mee bezig houden? Weer al dat dagelijkse gedoe, al die patronen die telkens terug komen terwijl alles in mij roept om meer: Meer uitdaging, dieper, intenser, hoger, beter…

Maar nee hoor, weer de boodschappen, weer de afwas, weer iemand die zijn mail niet goed gelezen heeft. O god, weer een lange rij bij de kassa. Kom op nou! Ik heb toch een IQ

---

[1] Zie het boek "Lila" van Robert Pirsig over Statische Kwaliteit versus Dynamische Kwaliteit.

van minstens 140. En een EQ van… Nou ja, ook vrij hoog. Mag dit ophouden, alsjeblieft?

Misschien valt het op dit moment nog wel mee met de rommel in je leven maar die gaat wel degelijk komen, en wordt zeer waarschijnlijk alleen maar groter. Want naast het noodzakelijk onderhoud zijn er ook nog al die zaken die het leven op ons werpt. Denk aan de dagelijkse tegenslag zoals in de file staan of de trein met vertraging tot grotere zaken als ontslag, relaties die voorbij gaan, ziekte, dood. En hier krijgen wij allemaal, in meer of mindere mate, mee te maken. Omdat op zijn minst het einde van ons leven rommelig wordt. Dat wordt pijnlijk of minimaal ongemakkelijk. Dat kan bijna niet anders, of je hebt veel geluk.

We hebben het nu natuurlijk over de fysieke aftakeling. Misschien merken we die al een beetje. We zien opeens rimpels die er eerder niet waren. Verrek… Dingen gaan hangen, opeens is daar een buikje. We komen met meer moeite het bed uit. We hebben toch wat vaker een pijnlijke rug of pijnlijke spieren. De energie blijkt eindig: Het pad bezemen of sneeuw scheppen… Goh, vroeger ging dat zo gemakkelijk.

En natuurlijk is er ook de mentale aftakeling. Ik was altijd zo scherp, nu haal ik dingen door elkaar. Ik verspreek me de laatste tijd toch wel heel veel. Mijn geheugen laat me nu wel heel regelmatig in de steek. En zo kunnen we nog wel even doorgaan…

En de dagelijkse verplichtingen? Die statische patronen zijn er nog steeds. De boodschappen wachten nog steeds op ons.

Weer acht uur werken in een baan die ik al lang niet meer zo geweldig vind. Weer al dat sociale gedoe met mensen die ik al zo lang ken en die me langzamerhand toch echt wel de keel uitkomen…

We moeten nog steeds functioneren. Maar nu gaan zelfs al die dingen waar we toch al niet zo warm van werden, met veel meer moeite. Weer die boodschappen… Maar het lopen gaat moeizaam en ik kan minder boodschappentassen dragen dan voeger.

En ook op andere vlakken merken we het verval. "Ik ben niet meer zo gewild als vroeger." Als partner bijvoorbeeld of in het werk. Men kiest steeds vaker voor de jongere collega die zo veelbelovend is, zo veel energie heeft en er ook nog steeds zo goed uitziet."

En het echte sukkelen is dan nog niet eens beginnen. Te hoge cholesterol, ja hoor. Diabetes… kan er ook nog wel bij. Prostaatproblemen, hartproblemen, kanker… en zo verder. Tot het einde daar is.

Misschien vindt u het pijnlijk om deze opsomming te lezen, maar bedenk wel dat dit nog maar een heel korte opsomming is. We hebben nu, tijdens het lezen, nog geen fractie ervaren van dat wat ooit gaat komen. En dat is ook de reden achter dit verhaal. Wakker worden voor de werkelijkheid. Een gemiddelde werkelijkheid natuurlijk en generaliserend verteld, maar er is een grote kans dat we op zijn minst iets hier van mee gaan maken.

En we sluiten onze ogen hier niet voor. Net zo min als de Boeddha deed toen hij geconfronteerd werd met ziekte, ouderdom en dood (de Eerste Waarheid). De aftakeling hoort bij het leven, de rommel hoort bij het leven. En ook al praten we er niet graag over, we poetsen het niet weg. We benoemen die werkelijkheid waar we ons meestal liever van afkeren. En dat begint met het erkennen van de moeilijkheden van het bestaan en de beperkingen van onze menselijke conditie.

Lijden

In het Boeddhisme is het van belang om de werkelijkheid te omarmen, niet om hem mooier te maken of te verbloemen. Toch is dit de gedachte die veel mensen hebben als het over Boeddhisme, of in algemene zin, over spiritualiteit gaat: Spiritualiteit redt ons, of verlost ons van al het negatieve in ons leven.

Het is een beeld dat van diverse kanten bevestigd wordt. Zie bijvoorbeeld de populaire magazines. Daarin zien we pagina's vol prachtige foto's van vooral mooie mensen, ogenschijnlijk gelukkig ook. Mensen die probleemloos in de meditatiehouding zitten. Foto's van mannen met gespierde lichamen en vrouwen met ideale vormen die glimlachend de moeilijkste yoga-houdingen aan nemen.

Dit wordt ook wel sixpack Boeddhisme genoemd waarin alleen het mooie, en meestal ook het fysiek mooie, wordt benadrukt. Ook woorden als ego spiritualiteit of materieel spiritualisme worden wel eens gebruikt. En de reden is logisch. Er zit winst-denken in: IK word er gelukkig van, IK word er beter van of IK kan gemakkelijker met het leven om gaan.

In zen wordt het woord spiritualiteit niet vaak genoemd, maar als het gebruikt wordt, klinkt het bijvoorbeeld als volgt. Zenmeester Nico Tydeman zegt het mooi en op een bepaalde manier ook best hard:

"Spiritualiteit redt niet van lijden, pijn, nederlaag of vernietiging. Ze bevrijdt alleen van de innerlijke wanhoop die daarmee gepaard gaat, omdat ze de werkelijkheid doet aanvaarden zoals ze is, simpelweg omdat ze is. Iedereen die het nog nodig zou hebben dat hij of zij onsterfelijk is, of gereïncarneerd zal worden, of door een almachtige God in al zijn acties wordt begeleid of in al zijn individualiteit wordt bemind, heeft de opening naar de werkelijkheid niet mee gemaakt. De kern van elke spiritualiteit kan gevonden worden in de woorden: 'Blijf de aarde trouw.' Of, heiliger geformuleerd: 'Niet mijn wil, maar uw wil geschiede.' "

Met dat laatste worden al die zaken bedoeld die het leven ons toe werpt, zie bijvoorbeeld de eerder genoemde "rommel". Het is niet zozeer dat wat ik wil, maar wat het leven brengt. Waar wij mensen juist heel erg geneigd zijn om onze wil aan de wereld op te leggen, is het veel eerder: Niet mijn wil geschiede, en zeker niet zo vaak als ik wil, maar dat wat de werkelijkheid brengt.

Dat was ook precies datgene wat Siddharta Gautama, de Boeddha, motiveerde in zijn zoektocht; Het daadwerkelijk en oprecht onderzoeken van het leven en de beperkingen van het menselijke bestaan. De Boeddha was vooral geïnteresseerd in het bestaan van ziekte, ouderdom en dood en de vraag hoe wij daarmee om moeten gaan. Daar mediteerde hij dagenlang over. En zijn uiteindelijke antwoord is de constatering dat het een feit is. Ziekte, ouderdom en dood zijn een hard gegeven: "Ik en het universum verschillen niet. "Waarmee hij zegt: het is een snoeihard gegeven en een volkomen logisch gegeven. Het leven is slechts een natuurlijk proces van ontstaan en vergaan."

Maar hij ziet wel een probleem, namelijk dat wij er onder lijden, vandaar zijn eerste waarheid: Leven is lijden. Wij lijden omdat wij dit eigenlijk niet willen. Wij willen niet onderhevig zijn aan ziekte, ouderdom en dood.

Die eerste waarheid wordt goed geïllustreerd in het bekende verhaal van het mosterdzaadje. Daarin komt een vrouw bij de Boeddha, en ze laat haar dode baby zien: "Heer, maak hem alstublieft weer levend."

"Ik kan je helpen," zegt de Boeddha. "Ga naar de stad en breng mij een mosterdzaadje. Ga bij alle huizen langs maar je mag het zaad alleen aannemen als er in dat huishouden nog nooit iemand is dood gegaan."

De vrouw gaat vol goede moed op weg maar natuurlijk kan ze zo'n huishouden niet vinden. In elk huis is wel iemand dood gegaan. Ze keert terug naar de Boeddha: "Ik begin te begrijpen wat u mij wilt leren. Ik dacht dat ik de enige was die leed onder de dood. Ik ben terug gekomen om van u de waarheid te leren over leven en dood."

De Boeddha antwoordt: "Als je die wilt leren kennen, moet je dit voortdurend onthouden: alles is voortdurend aan verandering onderhevig is, en alles is vergankelijk."

De Boeddha laat haar in dit verhaal die wetenschap nog eens ondergaan. Dat kun je een harde reactie noemen. Zeer realistisch ook. Dit is het leven! Het overkomt iedereen. Ik kan je kind niet levend maken… De Boeddha verzacht haar lijden niet. Hij confronteert haar opnieuw met de grote wet van ons bestaan.

Het oorspronkelijke verhaal van het mosterdzaadje blijft daar vaak bij. Maar er is ook een andere versie die vertelt dat de Boeddha moest huilen nadat hij deze boodschap had verteld. Een mooie en belangrijke toevoeging…

In deze versie komt de vrouw niet direct tot het grote inzicht als de Boeddha haar deze harde waarheid vertelt. Natuurlijk niet, daar is het te veel een verhaaltje voor. Ze zit vol in het lijden, ze loopt over van verdriet… En ze wordt door de Boeddha opgevangen in het klooster. Ze huilt, ze heeft pijn. En de Boeddha komt elke avond nog even stiekem kijken als ze in haar kamer is. Hij ziet hoe ze ligt te slapen, in elkaar gekropen in de foetushouding. De dekens die als enige nog wat warmte bieden, stevig om haar heen geslagen. En de Boeddha huilt…

Hier hebben we de man die het leven doorgrond heeft, die de wetten van het leven kent. Hij weet dat het leven onbestendig is. Er is ouderdom, ziekte en dood. De Boeddha heeft zich verdiept in een waarheid waar wij vaak onze ogen voor sluiten. En dat is ook logisch want het is geen gemakkelijke waarheid.

De Boeddha liet dat echter diep tot zich doordringen en op zich inwerken: Dit zijn de elementen van het leven, er is niets om aan vast te houden of aan vast te kunnen klampen. En dan volgt de aanvaarding dat het zo is; Een radicaal aanvaarden van lijden, dood, ziekte, pijn.

Dat komt vooral terug in die eerste versie van dat mosterdzaadje. Dit zijn de harde feiten. En de Boeddha geeft die harde feiten droog weer. En eigenlijk zou je dan verwachten dat hij er dus ook mee om kan gaan. Dat het hem niet meer raakt…

Maar dan volgt in die tweede versie de aanvulling: Hij heeft er ook moeite mee. Hij is niet ongevoelig voor het lijden geworden, ook al weet hij dat het een onvermijdelijk onderdeel van het leven is. Daarom is het zo fijn om te zien dat de Boeddha moest huilen. Want het betekent niet dat we die grote waarheid per se oké vinden of aangenaam. Nee, de Boeddha huilde, ondanks zijn eerdere aanvaarding van dat harde gegeven.

Diezelfde menselijkheid komt ook terug in zijn eigen reactie op zijn grote inzicht: Leven is lijden. Waarbij verteld wordt dat de Boeddha zich eigenlijk schaamde voor zijn reactie op het inzicht dat wij sterfelijk zijn, en dat alles in het leven ontstaat en vergaat.

"Het is zo ongelooflijk waar, en ik snap het zo goed…" En toch raakte de Boeddha van slag omdat hij beseft dat hij dit alles zelf ook aan den lijve mee gaat maken. En hij weet dat hij dit eigenlijk niet goed kan hebben: "Ik weet dat het waar is, en ik ben er zelf ook bang voor."

De Boeddha heeft geen methode gevonden om gemakkelijker met het leven om te kunnen gaan. Het is niet dat de dood, of het lijden, hem minder raakt. En hij heeft ook geen schild ontdekt waarmee hij zich kan wapenen. Hij blijft boven alles menselijk…

Gehecht

Terug naar het dagelijks bestaan: de bekende avond voor
jezelf. In dit geval een avond voor mijzelf. Ik had die avond
in mijn hoofd al helemaal ingedeeld: Eerst een kop koffie,
dan nog wat mails beantwoorden, even ontspannen, om me
daarna te verdiepen in een paar teksten.

En ik had bedacht, qua ontspanning, dat ik nog even een tv-
programma op de computer terug wou kijken. Iets
onbelangrijks: een voetbalprogramma, een tv-serie… geen
idee meer wat het precies was. Maar dat lukte niet. De
betreffende website leek niet goed te werken of het
programma was nog niet online. Dus ging ik op zoek, op
het internet, waar het dan wel stond, zodat ik het op een
andere manier terug kon kijken.

Uiteindelijk was ik meer dan anderhalf uur bezig om een
programma terug te vinden dat zelf nog geen half uur
duurde. Zonder succes. Natuurlijk werd ik steeds
chagrijniger. En tja, de rest van de avond werd uiteindelijk
ook niet echt meer wat…

Dit is een mooi alledaags voorbeeld van de Tweede
Waarheid, van de Vier Edele Waarheden: Lijden wordt
veroorzaakt door de wens, het willen hebben, het willen
zijn. Het gaat, als eerder gezegd, niet over het feit dat je niet
mag wensen. Nee, het gaat vooral over de gehechtheid aan
de wens. Het vastzitten aan een mentaal programma. Ik wil
nu dit… Ik heb dit echt nodig.

Het is een vorm van totale identificatie, of een 1-op-1
geïdentificeerd zijn, met de wens. Op welk niveau zich dit

ook afspeelt, of het nu om kleine of grote wensen gaat. Dagelijkse wensen of een groot diep verlangen… Het wordt problematisch als we er aan vast zitten: Ik heb dit of dat echt nodig voordat ik verder kan. Pas als ik dit of dat heb, kan ik gelukkig zijn of kan ik verder met mijn leven.

Deze totale identificatie zie je vaak bij kinderen. Het kind dat een snoepje wil, een lolly, of de nieuwste Nintendo, smartphone en wat al niet meer zij. Die krijgt hij niet dus gaat het kind stampvoeten en schreeuwen. Alles is gericht op die ene wens, dat ene grote verlangen. Maar het kind kan mentaal ook niet verder. Hij zit vast, geblokkeerd in die ene gedachte, die ene wens. Eerst is er dat ene grote ding dat bevredigd moet worden.

Wij, volwassenen die van een afstand toe kijken, schudden ons hoofd omdat wij de gevangenis zien die de ander, het kind in dit geval, voor zich gecreëerd heeft. Hoe degene zich mentaal klem gezet heeft. Het is bijna als een computer die vast zit in één software programma, zonder de mogelijkheid om over te schakelen naar een ander programma. Op deze computer draait slechts één programma en die zit ook nog eens vast in een loop…

Stampen en schreeuwen doen we meestal niet meer als we ouder worden. Maar toch zitten we vaak, mentaal, nog steeds vast in dezelfde mechanismes. Al vertonen we mogelijk subtieler gedrag en gaat het meestal niet meer over lolly's en Nintendo's. IK WIL IETS… Wat het dan ook is. Vanaf een betere baan tot een partner. Dan kan ik pas gelukkig zijn. Dan kan ik verder met mijn leven.

Het gaat in de Tweede Waarheid niet over het feit dat je niet mag wensen, of dat je al je wensen moet los laten maar het gaat vooral over het oefenen met onze gehechtheid aan al die wensen. Daar wordt in zen onder andere naar verwezen als gesproken wordt over de stap van de Kleine Ik naar de Grote Ik. Ben ik in staat om meerdere soorten gedrag te vertonen of zit ik vast in één soort gedrag?

In het voorbeeld van het kind, of de zoektocht naar het tv-programma op internet, zien we iemand die volledig op gaat in de bevrediging van zijn wensen, of dat wat hij denkt dat hem nu het meest zal bevredigen. Maar de bevrediging komt niet, de wens wordt niet vervuld, dus gaat hij harder zoeken, nog meer streven, nog meer zijn best doen. En dan draait hij zich vast in dat ene gedrag, ik moet en zal nu dat ene ding hebben, en hij komt uiteindelijk nergens…

Eén van de problemen is dat we ons zo moeilijk kunnen resetten! Letterlijk, zo als die computer. Even de boel uitzetten, opnieuw opstarten en met een schone lei beginnen zonder dat die dominante programma's al draaien. De bekende programma's als: ik moet dit of dat nu hebben. Of, het leven moet zus en zo zijn.

Deze gehechtheid is een valkuil die, vanwege veel redenen, niet gemakkelijk te omzeilen is. Onze wensen geven ons namelijk richting, het geeft kleur aan ons bestaan. En we willen zo graag onze kleur terug zien in dit leven, al die dingen die we belangrijk vinden. Dat is heel logisch en ook heel menselijk.

Wat daar vaak nog bij komt, is dat we meestal ons best er voor doen. We hebben er graag iets voor over om die wens of dat verlangen in vervulling te zien gaan. En als het dan niet bevredigd wordt, is het moeilijk om er afstand van te nemen. Zeker als we er al moeite voor gedaan hebben of energie aan hebben besteed. Sterker nog, meestal gaan we nog meer ons best doen om het toch maar voor elkaar te krijgen. Met als resultaat, de bekende vicieuze cirkel.

Wat ook een rol speelt, is dat iets in ons zich al voorbereid heeft op de bevrediging van de wens. Dit is een psychologisch zeer verraderlijk mechanisme. Zodra we een wens hebben, zijn we al voorbereid op de bevrediging. Alsof er automatisch een holletje open gaat dat wacht om gevuld te worden. Als ik je een glas wijn beloof, heb je al een idee van dat glas wijn. Als ik je appeltaart beloof, hetzelfde. Ik beloof je seks, idem dito. Iets in jou is al klaar om die specifieke bevrediging te ontvangen. Juist omdat je er een idee van hebt.

De zintuigen zijn als het ware al geprikkeld en staan klaar om die bevrediging te ontvangen. Denk bijvoorbeeld, dit is niet flauw bedoeld, aan de belofte van seks. Iets dat wij allemaal wel kennen. De mogelijkheid dat wij op korte termijn seks gaan hebben. Juist daar is die mentale en fysieke belofte goed voelbaar. Iets in ons heeft zich al voorbereid op de bevrediging van de wens. De zintuigen hebben de prikkeling al voorbereid en ons in een bepaalde mentale toestand gebracht.

En als de bevrediging niet komt, wordt het nog moeilijker om los te laten. Dat geldt overigens niet alleen voor fysieke wensen, dingen die ons direct bevredigen, zoals seks, drank, ijsjes et cetera maar ook mentale wensen. Daar werkt het exact hetzelfde, hoewel vaak subtieler.

Zeker als wij de ervaring kennen, er een idee over hebben, wordt het moeilijker om de wens los te laten. Wordt jou echter een pritelpas beloofd, of een diffeldom…haal je je schouders op. Je kent het woord niet. Je hebt geen idee van de mogelijke bevrediging.

Maar ik beloof je een slagroomtaart, een goede kop koffie, Rochefort 10 (zeer goed bier ☺) of die geweldige one-night stand… En iets in ons staat al direct klaar om de bevrediging te ontvangen.

Vaak is die bevrediging ook al vertaald in de totale bevrediging die dat ene ding kan bieden. Dus niet een klein beetje, nee het beste, het maximale. Als je dat niet herkent, even dit voorbeeld: Je gaat naar die speciale zeer goede koffietent die je na lang zoeken eindelijk hebt gevonden. Daar verkopen ze echt goede koffie! In de winkel staat een lange rij maar ach… Eindelijk krijg jij je cappuccino. Je gaat zitten aan een tafeltje om even echt te genieten. Je drinkt een slok, nog een slok. En dan stoot iemand je tafeltje om… Weg koffie! Het gevoel van tekort dat je dan hebt, vertelt iets over hoe jij al voorbereid was op de maximale bevrediging die dat kopje koffie kon bieden.

Het is niet gemakkelijk om dit soort mechanismes te doorbreken. We zouden eigenlijk een heel flexibele geest willen hebben, die de wens of het verlangen gemakkelijk weer kan laten vallen. Oké, de bevrediging komt niet… we richten ons op iets anders. Vergelijkbaar met de genoemde resetknop op de computer. De computer zit vast in een bepaald programma? Oké, we drukken de resetknop in en we beginnen opnieuw met een schone geest.

Helaas is het vaak niet zo eenvoudig. Wat we echter wel kunnen doen is oefenen om de blinde gehechtheid aan de wens te doorbreken, en er vervolgens bewuster mee om te gaan. En dat begint met herkennen waar we mee bezig zijn. Wat speelt er allemaal in mij? Dat betekent ook letterlijk bewust zijn van de wensen die we nastreven.

En dan is het aan ons om de juiste balans te vinden. Soms is het een goede oefening om die ene wens totaal los te laten. Maar soms moeten we hem juist ook omarmen. Want dit is wie we zijn. Dit is wat ik nu ben! Ik sta voor mijn kleur!

Het is niet het één of het ander, het gaat er om beide opties tot je beschikking hebben. Wat daarbij nodig is, is een mentale elasticiteit. Dat begint als gezegd met het bewust zijn van je eigen wensen, en vervolgens de mogelijkheid om er ook mee te kunnen spelen. Wij zijn namelijk degene die aan de schuifknop zitten; De schuifknop van onze wensen. Zetten we hem helemaal open, volledig in onze eigen wensen-bubbel? En dat kan absoluut een heerlijke bubbel zijn, daar hoeft op zich niets mis mee te zijn… Of trekken we het schuifpaneel helemaal omlaag? Geen wensen. En dat kan soms gewoon noodzakelijk zijn.

Want, en dat is tegelijkertijd een waarschuwing: Hou altijd de harmonie in je leven in de gaten! Wat als alles heel stroef gaat? Als ik geen enkel resultaat krijg? Als ik me de hele tijd ongelukkig of gefrustreerd voel? Mogelijk omarm ik dan mijn wensen te veel of ben ik gewoon te rigide. Dan is het goed om het schuifpaneel omlaag te trekken: Minder wensen…

Maar andersom kan ook. Alles gaat me wel heel erg makkelijk af. Het leven is als een geoliede machine… Maar mogelijk is het iets te glad. Doe ik zelf als mens eigenlijk nog wel mee? Dan moeten we misschien iets meer eigen kleur toevoegen en de schuifknop van onze wensen juist iets meer open trekken.

Voorkeuren

In het vorige hoofdstuk ging het over de gehechtheid aan de wens. En we begrijpen nu ook waarom het zo moeilijk is om daar van los te komen. Er zijn echter meer manieren waarop we onszelf vast kunnen zetten. Een andere vorm van gehechtheid is vast zitten in je voorkeuren.

Dit ligt in het verlengde van de wens maar deze vorm werkt subtieler. Het is ook niet zozeer dat ik actief mijn wensen na streef, maar mijn voorkeuren bepalen vooral wat ik wel en niet toe laat. Bijvoorbeeld, die ander moet er zus en zo uit zien voordat ik het contact met hem aan ga. Anders gezegd: ik laat de werkelijkheid pas toe als hij voldoet aan mijn voorkeuren.

Wat we meestal doen, zeker als de wereld ons niet bevalt, is ons mentaal afkeren van de werkelijkheid. We zijn er wel… maar toch ook niet helemaal. We willen er liever niet zijn en blijven dan hangen in ontevredenheid of ongelukkig zijn, en we zetten de wereld mentaal op afstand.

Een goed voorbeeld hoorde ik laatst van een vriendin. Zij was in Zweden, klaar voor haar terug reis naar Amsterdam maar het vliegtuig vertrok pas 3 uur later. Ze liep rond in Göteborg, moe na een week hard werken, zware koffer aan de hand en het was ook nog eens erg warm. En ze zocht een fijn park om uit te rusten maar het enige wat ze vond was een plantsoentje, klein en vies. Het stonk, er waren daklozen, overal lag afval op de grond.

En daar had ze totaal geen zin in. Liever een andere plek maar die was er niet. Dus ze ging toch maar zitten, op een

grote steen. En eerst rook en zag ze alleen de viezigheid
maar langzaam veranderde er iets. Ze kreeg gezelschap van
andere toeristen. Ze hoorde opeens vogels fluiten. Er was
een ouder echtpaar dat heel lief gezamenlijk een broodje zat
te eten….

En uiteindelijk zat ze daar in het plantsoen behoorlijk blij te
wezen. Ze werd wakker voor de werkelijkheid door haar
voorkeuren los te laten. En juist daardoor werd het voor
haar ook mogelijk om andere aspecten van de werkelijkheid
te zien.

Een boek dat eigenlijk alleen maar over dit principe gaat,
heet 'Rude Awakenings'. Het beschrijft een pelgrimstocht
van twee westerse monniken door India. Zij doen dat onder
een zwaar regime: Ze mogen alleen eten wat hun wordt
aangeboden, vegetarisch natuurlijk en dan mogen ze ook
nog alleen maar eten voor 12 uur s middags. Ze mogen geen
geld uitgeven, dus ook hun slaapplaatsen en al het andere
comfort zijn afhankelijk van wat hun wordt aangeboden. En
zij worden continu geconfronteerd met hun voorkeuren. Oh,
wat zou het toch fijn zijn om eindelijk een echt goede
maaltijd te eten, of eindelijk in een goed bed te slapen. Oh
wat ben ik moe, maar ik moet nog 40 km lopen vandaag.

Telkens worden zij hard wakker geschud voor de
werkelijkheid, die vaak heel anders is dan gehoopt, en die
zich niet zoveel aan trekt van hun wensen. En ze worden
natuurlijk ook wakker geschud, of gedwongen bewust
gemaakt, van hun eigen voorkeuren. Al hun wensen die zich
gedurende deze tocht wel heel nadrukkelijk laten horen. En
die er ook in veel grotere aantallen blijken te zijn dan

aanvankelijk gedacht. Dit tot hun eigen verbazing. Zelfs de kleinste zaken blijken tot grote irritaties te kunnen leiden.

Voor hen is het iedere keer de kunst om gedurende deze zware tocht vrede te vinden met hoe de werkelijkheid echt is. En soms, maar lang niet altijd, lukt hun dat. En, als het lukt, ontstaat die andere blik. De ogen gaan als het ware weer open… Ze worden weer wakker voor de werkelijkheid en zijn in staat om die toe te laten en er soms ook vrede mee te hebben.

In plaats van halsstarrig vast te houden aan hun voorkeuren, en daardoor vooral te blijven zien wat de werkelijkheid niet te bieden heeft, laten ze hun voorkeurskoker los. En zijn dan in staat om te zien wat de werkelijkheid wel te bieden heeft. Dat is spelen met onze voorkeuren. Door ze los te laten, laten we de werkelijkheid weer toe. Onze ogen openen zich en opeens zien we andere aspecten van de werkelijkheid.

Natuurlijk is dit theorie en daarmee ook gemakkelijk gezegd, en in dat boek over die twee monniken blijkt telkens hoe moeilijk dit is. Maar zij weten ook dat juist dit aspect op hun pelgrimstocht één van de belangrijkste Boeddhistische oefeningen is: Namelijk de confrontatie met de werkelijkheid… en het doorzien van de aard van de werkelijkheid.

Dit laatste, het doorzien van de aard van de werkelijkheid, valt ook te omschrijven als het daadwerkelijk begrijpen van het leven. Daarvoor moeten we terug keren naar de Eerste Waarheid van de Boeddha: leven is lijden of dukkha, zoals het in het Sanskriet wordt genoemd. Eerder werd gesproken over ziekte, ouderdom en dood. Maar daarmee is niet alles gezegd. Soms wordt een andere uitleg gebruikt waarin dukkha wordt vertaald als iets dat uit evenwicht is.

Het leven is uit evenwicht vanuit ons menselijk perspectief bekeken. Met het leven zelf is niets mis… maar vanuit onze blik vaak wel. Stiekem hebben wij de gedachte dat het leven eigenlijk de plicht heeft om ons te vermaken, of dat het zich moet schikken naar onze wensen en voorkeuren. En vanuit dat perspectief is het leven uit evenwicht.

Een beeld dat vaak gebruikt wordt, is een wiel dat niet volledig rond is: Ksjonk ksjonk. Het loopt nooit helemaal lekker, nooit helemaal glad en soepel. En dan wordt het lastig als wij blijven verwachten dat het wiel rond zou moeten zijn. Want dan ontstaat de bekende ontevredenheid. Het weer is te warm of net te koud voor ons gevoel. Het leven zou perfect zijn als nu net dat ene dingetje anders zou gaan… Zo creëren wij een cirkel van teleurstellingen omdat er altijd een spanning is tussen hoe het is, en hoe wij het willen.

De Boeddha verblijft echter niet alleen bij de constatering dat het leven uit evenwicht is, hij komt ook met een "oplossing" in de vorm van het 8-voudige pad (waarheid 3 en 4). Dat is geen oplossing die het gegeven weg poetst maar die vooral een andere houding, en een ander inzicht benadrukt.

Daarbij is vooral de eerste "oplossing" van belang: Het Juiste Inzicht.[2] En het juiste inzicht begint met een herhaling van die eerste waarheid: Namelijk, dat het leven uit evenwicht is! Dat is nu eenmaal de aard van het leven of de aard van de werkelijkheid. Er zijn slechts natuurlijke processen die ontstaan en vergaan.

Maar het is ook een gegeven waar we mee kunnen oefenen, zeker op die momenten dat het leven moeilijk gaat. Vooral dan is het van belang om ons te herinneren aan dit feit: Het leven is uit evenwicht zolang we het blijven bekijken van uit onze menselijke blik. Het Juiste Inzicht wordt daarom ook wel, in het Engels, uitgelegd als No View: Geen gekleurde blik maar een open eerlijke blik. Een blik op de werkelijkheid die niet is ingevuld door al mijn voorkeuren, of zonder dat mijn wensen mijn blik al bepaald hebben.

Zien wat is, wordt vaak gezegd. En dat is makkelijk gezegd, en moeilijk gedaan. Maar het begint met de moed om de dingen onder ogen te komen zoals ze zijn, zonder onze extra's er op te plakken. En begrijpen dat als we op dat soort momenten halsstarrig vast blijven houden aan onze wensen, we het lijden in stand houden, in plaats van de ervaring te laten zijn zoals ze is.

De kern van dit verhaal is vooral het besef dat het wiel niet volledig rond is. Dat is de aard van de werkelijkheid. Er is altijd wel iets aan de hand. En soms loopt het wiel zelfs vast… En dan komt de volgende Boeddhistische oefening om de hoek, zoals die twee monniken op hun pelgrimstocht ook ervaren: Kan ik het toelaten? Ben ik in staat om het

---

[2]Als je dat eerste inzicht verwerft, zo wordt vaak gezegd, komen de andere inzichten als vanzelf.

leven daadwerkelijk toe te laten, zelfs als het mij niet bevalt?

De Amerikaanse zenmeester Joko Beck heeft het in dit kader altijd over het ABC van zen: A Bigger Container of in het Nederlands: een Alles Bevattende Container. Waarmee zij vooral bedoelt: Hoeveel leven kan ik omvatten? Maar ook, en in dit licht vooral interessant: Hoeveel onbevredigend leven kan ik omvatten?

Juist als het leven tegen zit, denk aan al die momenten die frustrerend kunnen zijn, kijk dan of je het op kunt nemen zonder het van je af te slaan of je er van af te keren. Of het nu beledigingen zijn, ruzies, of gewoon in algemene zin situaties waarin onze wensen en voorkeuren niet aan bod komen.

Eén van de eerste dingen die we dan moeten doen is onszelf minder belangrijk maken: ik wil niet dat dit op mijn pad komt, ik ben daar te goed voor. Of, het leven hoort mij iets anders te geven. In plaats van hieraan vast te houden herinneren we ons, juist op die momenten, dat we aan het oefenen zijn… We oefenen om een grotere container te worden.

Waar we normaal gesproken proberen om de frustratie uit ons systeem te krijgen, we worden bijvoorbeeld boos, we blazen stoom af of we keren ons mentaal van de werkelijkheid af, benadrukt de Alles Bevattende Container een tegenovergestelde beweging. We nemen het juist in ons op. Denk aan zo'n grote regenton die echter steeds groter wordt. Wij vergroten het inhoudelijke vermogen van die ton. En des te vaker we hier mee oefenen des te groter die ton zal worden.

Denk nu niet dat je niet boos of gefrustreerd mag worden, daar gaat het niet om. En de boodschap is ook niet: Ik moet zoveel mogelijk onbevredigend leven tot me nemen. Zoals alle mogelijke frustraties opzoeken en die als een spons opzuigen. Dat voert ook weer te ver. We oefenen vooral op die momenten dat de situatie zich aandient. Om uiteindelijk, juist op die frustratie momenten, breder gedrag te kunnen vertonen. Dus niet automatisch die Kleine Ik die als vanzelf op zijn frustratie gaat zitten, maar een Grotere Ik die meer gedragsmogelijkheden heeft.

Tot slot… Uiteindelijk is het de bedoeling dat we wat minder eigendom zijn van al onze wensen en voorkeuren. Maar enige bescheidenheid is op zijn plaats. Want de wens zal altijd blijven bestaan. Soms wordt een wens vervuld, en wordt dan al snel weer vervangen door een andere. Of, een wens wordt niet vervuld en maakt plaats voor een andere wens die mogelijk meer haalbaar is. Hetzelfde geldt voor onze voorkeuren. Soms zijn ze nadrukkelijk aanwezig op de voorgrond, soms sluimeren ze op de achtergrond. We kunnen oefenen met de gehechtheid aan al die wensen en voorkeuren maar ze zullen nooit verdwijnen. Dat is nu eenmaal onze menselijke conditie.

Zenmeester Ton Lathouwers vertelde daar ooit een mooi verhaal over. Een verhaal over een schoenmaker…

Een straatarme schoenmaker leeft in een klein stadje in Polen in de 17ᵉ eeuw. Deze schoenmaker is getrouwd met een vrouw die niet erg vriendelijk is. Ook zijn er een paar jengelende kinderen om hem heen en elke dag moet hij hard werken voor een heel klein beetje loon.

Ondertussen hoort hij steeds meer verhalen over Warschau, die grote stad waar het leven volkomen anders is. Daar kun je alles kopen, de mooiste kleren, het beste eten, de mooiste boeken... Daar is het leven zoveel beter.

En het beeld van Warschau wordt voor hem steeds groter. Zo groot dat het tussen hem en het leven in gaat staan. Warschau is het ideaal! Als ik Warschau niet heb dan... Dus moet ik naar Warschau. Maar ik kan dit alles toch niet zomaar achter laten? Ja, maar ik moet. Het gaat niet meer!

En hij gaat. Hij laat vrouw en kinderen achter en vertrekt naar Warschau. Alleen, hij weet niet precies waar de stad ligt. Hij heeft geen kaart en geen kompas. Maar hij gaat toch op weg en vertrouwt op zijn gevoel. Het verlangen is immers zo groot... hij gaat heus Warschau wel vinden.

En hij zorgt er voor dat hij alsmaar rechtdoor loopt. Warschau ligt ongeveer daar, als ik nu maar in een rechte lijn blijf lopen, dan weet ik zeker dat ik de juiste richting aan houd. En elke avond, voor hij gaat slapen, zet hij zijn schoentjes op straat in de richting van waar hij naar toe moet. Zodat hij de volgende dag weet hoe hij verder moet.

's Ochtends wordt hij wakker, pakt de schoentjes op, trekt ze aan en loopt verder in de richting die de schoenen aan geven. 's Avonds zet hij de schoentjes weer in die rechte lijn. En zo reist hij verder, dag in dag uit, week in, week uit...

Tot er op een nacht iemand langs komt. Die ziet de schoentjes langs de kant van de weg en hij draait ze 180 graden om, de andere kant op. En de volgende dag gaat de schoenmaker verder, in de lijn van de schoentjes. En zo blijft hij lopen en denkt ondertussen: "Goh, ik moet toch langzamerhand wel een keer dichterbij komen. Ik ben al zo lang onderweg..."

En op een gegeven moment ziet hij de eerste tekens van leven. De eerste lichtjes van een stad. Dat moet Warschau zijn, ik ben er zeker van... Goh, dat ziet er best aardig uit, best bekend ook. Het lijkt enigszins op waar ik vandaan kom. Maar ach, het voelt in ieder geval vertrouwd, ook fijn. Dit is Warschau, dat kan niet anders.

En wat blijkt, ze hebben daar een schoenmaker nodig. De vorige schoenmaker is ooit weg gelopen. Nou ja, toevallig kan ik dat. Er loopt ook nog een vrouw rond, die alleen is en die wel een man kan gebruiken, oké. En ze heeft kinderen, die hebben toevallig een vader nodig. Oké...

En zo keert de schoenmaker terug op zijn oude plek. Hij loopt niet meer weg, hij aanvaardt het. Dit is zijn plek, en hij leeft helemaal.

Verlangt hij dan niet meer?

Jawel, hij verlangt grenzeloos. Maar hij loopt er niet meer voor weg. Hoe diep dat verlangen ook is.

"Midden in Kyoto, verga ik van verlangen naar Kyoto."

Pijn

Maar wat als je letterlijk midden in de rommel zit? Als het leven heel erg moeilijk gaat of gewoon zwaar tegen valt? Als al die mooie woorden wel heel erg groots klinken en als oefenen wel het laatste is waar je behoefte aan hebt? Nu is het leven gewoon heel erg zwaar. Mijn wensen blijken onhaalbaar. Het leven beukt op mij in…

Een emotie waar in zen veel aandacht voor is, is boosheid. Meestal wordt er dan gesproken over die dagelijkse boosheid die er voor zorgt dat dingen snel uit de hand lopen. Denk aan de bekende kettingreacties die er toe leiden dat een situatie gemakkelijk ontspoort. Maar de boosheid die dieper zit, die zich in je genesteld heeft en zich binnen heeft vast geklemd, is misschien nog wel gevaarlijker. Want het is een boosheid die verstikt, en verblindt.

Ik ken het uit eigen ervaring. Mijn vader overleed toen ik 26 was, mijn laatste ouder. Wat achteraf bekeken nogal merkwaardig was, was dat ik in al die tijd geen enkele keer gehuild heb. Wel was ik heel boos, op alles en iedereen. Niets deugde, de samenleving niet, mensen niet, niets… Ik daarentegen deugde natuurlijk wel. Ik had het allemaal door en zag hoe veel er mis was in de wereld.

Dit is een toestand waarin de muren van het ik zijn opgetrokken. Je zit heerlijk in een eigen rechtvaardigingscocon. Het ligt niet aan mij, niets ligt aan mij. Het is de ander. Deze boosheid maakt ook dat je niet snel vragen stelt. Of dat je opnieuw open naar de situatie kunt kijken. Nee, deze boosheid zoekt het buiten zich. Naar verantwoordelijken, zij die schuld hebben aan jouw slechte gevoel. Hij zoekt genoegdoening voor wat jou is aangedaan, door die ander, door de wereld of door het universum.

Boosheid is op een bepaalde manier ook aantrekkelijk omdat het een krachtige energie is. Een energie die zich wil uiten. En deze boosheid heeft maar een heel kleine trigger nodig om vervolgens al die opgekropte woede bij het eerst volgende "vermeende" onrecht, los te laten. En er is nogal veel onrecht in de wereld, dus genoeg om telkens maar weer aan te slaan.

En dan krijg je die bekende voorbeelden waarin het, zeker voor de buitenstaander, duidelijk is dat er eigenlijk meer aan de hand is. De boosheid is namelijk veel te groot voor dat ene onrecht…Maar de boosheid zoekt slechts naar een mogelijkheid om stoom af te blazen. En dat is misschien ook wel het meest treffende beeld. Boosheid is niet veel anders dan die kokende waterketel. De stoom moet er uit, en als er maar een kleine opening wordt geboden… boem.

Het probleem is echter dat zelfs ondanks het stoom afblazen, de interne boosheid nauwelijks minder wordt. Dat doet boosheid niet uit zichzelf. Boosheid zoekt een bevrediging die echter nooit komt. Daar is de bevrediging te tijdelijk voor en hij is ook niet afdoende om de bron te dichten. En dan krijg je die bekende vicieuze cirkel waarin de boosheid telkens maar aanslaat zodra het een mogelijkheid ziet, zonder dat de interne boosheid minder wordt.

Als je over boosheid spreekt, en daarmee logischerwijs ook over verdriet en pijn, ontkom je niet aan het woord ego. Het ego is echter een beladen onderwerp omdat er van diverse kanten al zoveel over gezegd is. Het is daarom ook goed om te bedenken dat het ego niet per se een negatief iets is. Veel interessanter is het om te zien hoe het ego werkt vanuit een Boeddhistisch perspectief. En daarin wordt het ego vooral gezien als een mechanisme.

De meest eenvoudige uitleg is misschien wel de volgende: Een kind loopt rond in een kamer en opeens stoot hij zijn teen tegen de tafel. Het kind heeft pijn en wordt boos. Op datzelfde moment ontstaat er een Ik, en tegelijkertijd een Ander, en soms zelfs een mogelijke vijand. En in dit geval is die ander, de tafel.

Dit voorbeeld vertelt op een zeer basaal niveau hoe het ego werkt. Het ego is verbonden met een zelfinstinct dat in alle levende wezens aanwezig is. En dat zelfinstinct wordt versterkt in het geval van pijn. Op dat moment neemt het instinct het over en vecht voor zijn eigen overleven door zich af te zetten tegen de bedreiging, de tafel. Dit zelfinstinct bevestigt bovendien het bestaan van een IK. Het maakt de IK in je wakker en vertelt vooral dat je nu voor die IK moet gaan zorgen, vanwege de pijn.

Het kind liep oorspronkelijk vrij neutraal door de kamer, het vermaakte zich en was mogelijk zelfs aan het spelen. Het kind was niet afgescheiden van maar in harmonie met zijn omgeving. En dan stoot hij opeens zijn teen, en is er pijn en vervolgens is er een gepijnigd functioneren. De IK is wakker geworden, dankzij de pijn.

Dit is het verschil tussen wat hier maar even neutraal functioneren en gepijnigd functioneren wordt genoemd. Zie het volgende voorbeeld: Stel je een dag voor die tot nu toe redelijk goed is verlopen. Je heb vanochtend enigszins uit kunnen slapen, je voelt je redelijk oké, gisteravond was een prettige avond en nu ga je nog even de boodschappen doen. Hmm, de boodschappen zijn iets duurder dan je had gehoopt. Er staat wel een erg lange rij bij de kassa. Maar ach… Terug naar huis fluit je zelfs nog even. Het leven verloopt redelijk soepel, alles is behoorlijk oké.

Nu dezelfde gang van zaken, maar dan vanuit een gepijnigd functioneren. Je bent moe, je hebt slecht geslapen. Je bent nog aan het nadenken over het rotgesprek dat je gisteravond voerde. Later vandaag moet je ook nog een moeilijke klus doen, en nu staan de noodzakelijke boodschappen weer voor de deur. Ai, de boodschappen zijn alweer duurder dan je bedacht had! En o nee! Alweer een lange rij bij de kassa. Opeens voelt het alsof alles en iedereen tegen je is. En als je naar huis loopt, met in beide handen een zware boodschappentas, denk maar niet dat je dat fluitend doet…

Als we over het ego praten, is het principe altijd hetzelfde. De basis bestaat uit pijn, op welk niveau ook. Of het nu het kind is dat zich heeft gestoten aan de tafel, of kinderen die in hun jeugd de liefde van ouders hebben gemist. Of, heel alledaags, ik voel me nu niet goed, ik heb slecht geslapen of ik heb net een paar rot gesprekken gevoerd. Dat alles vertaald zich in het actief worden van het ego, of het wakker worden van het ego.

Wat wil dat ego dan? Wat zoekt het? Om te beginnen… rechtvaardiging. Rechtvaardiging is niets anders dan genoegdoening ten aanzien van wat of wie jou pijn heeft gedaan. Dus worden we boos, we halen ons gelijk bij die ander. Of we gaan vechten. Jij hebt mij pijn gedaan, nu doe ik jou pijn! En dat werkt ogenschijnlijk, oppervlakkig gezien, best goed. Zeker als het andere mensen betreft die jou pijn hebben gedaan. Er is een duidelijke dader, we kunnen daadwerkelijk in gevecht en zo kunnen we stoom afblazen.

Maar de pijn wordt niet altijd veroorzaakt door andere mensen. Want als het stiekem de tafel was die ons pijn deed, wordt het ingewikkelder... Meestal vergeten we voor het gemak dan maar even dat de tafel de oorzaak was, omdat wij stiekem ook wel weten dat het wat onzinnig is om te gaan vechten of te discussiëren met een tafel. En dan richt die pijn zich op het eerstvolgende dat voorbijkomt. Dan is de eerstvolgende mens aan de beurt waarop wij vervolgens onze woede los laten. Op de één of andere manier is dat veel aantrekkelijker dan vechten met een tafel.

Vaak echter is het niet zo eenduidig als de tafel die ons pijn heeft gedaan maar werkt het veel subtieler. Denk bijvoorbeeld aan leefomstandigheden: Ik woon in een slechte buurt, ik heb een zeer gehorig appartement, ik moet hard werken in een niet bevredigende baan. Ik heb geen relatie of geen leuke relatie. Ik voel niet dat er ergens iemand is die van mij houdt...

Dit soort zaken verschillen in wezen niet heel veel van de tafel waar we ons aan gestoten hebben maar nu zijn het vele tafels waar we ons ook dagelijks aan stoten. Wat doe ik dan met mijn woede, pijn of frustratie? Hoe raak ik die dan kwijt? Waar vinden we onze genoegdoening?

De afstand tot geweld wordt opeens een heel stuk kleiner. Denk aan voetbalsupporters die zich in het weekend te buiten gaan, of denk zelfs aan terrorisme. Ik heb eindelijk de mogelijkheid om mijn woede en frustratie af te reageren. En, ook niet onbelangrijk…Ik ben iets of iemand, ik heb invloed en macht. Ik doe er toe.

Daarmee komen we als vanzelf op het tweede terrein waar het ego zich manifesteert: Erkenning. De zoektocht naar erkenning is niets anders dan: zie mij, waardeer mijn bestaan. Deze behoefte zit in ieder van ons. Maar soms neemt het grotere vormen aan en leidt het tot een overmatig zoeken naar waardering. Ook hier is pijn de oorzaak. Denk bijvoorbeeld aan het gemis aan liefde in de jeugd. Het kind is niet gewaardeerd, of voelt zich niet gewaardeerd en dus gaat het later in zijn leven op zoek om dat gemis goed te maken.

Soms zie je mensen zich in allerlei bochten wringen in hun zoektocht naar waardering. Een poging om zo goed mogelijk in de smaak te vallen bij alles en iedereen. Soms is dat de reden waarom sommige mensen zo hard werken, of zo graag succesvol willen zijn. Niets anders dan… Waardeer mijn bestaan, erken mij. Vind mij de moeite waard om contact mee te maken.

Meestal gaat dit niet ten koste van anderen, in ieder geval niet op dezelfde manier als waarop rechtvaardiging werkt en we er op los willen slaan of onze pijn op de ander willen verhalen. Deze motivatie gaat vaak ten koste van onszelf. Simpelweg omdat we continu buiten ons zelf waardering zoeken. Waar is het publiek? Waar krijg ik het applaus ?

Robert Pirsig, schrijver van het beroemde boek Zen en de kunst van het Motoronderhoud, beschrijft dit fenomeen als hij het heeft over de ego-klimmer en de wijze waarop deze een berg beklimt:

De ego-klimmer is een ontregeld apparaat. Hij zet zijn voet altijd een moment te vroeg of te laat neer. Hij zal heel gemakkelijk een schitterende baan zonlicht door de bomen missen. Hij loopt door terwijl de slordigheid van zijn voetstappen aan geeft dat hij vermoeid is. Hij kijkt voor zich uit naar het pad, benieuwd wat er voor hem ligt, zelfs wanneer hij wat er voor hem ligt kent, omdat hij een seconde eerder ook al had gekeken. Hij loopt voor de omstandigheden te vlug of te langzaam. Hij is hier, maar hij is toch niet hier. Hij verwerpt het hier, heeft er onvrede mee, hij wil verder op het pad zijn en zodra hij daar komt, zal hij even ongelukkig zijn, omdat dat dan hier is. Iedere stap is een inspanning, zowel lichamelijk als geestelijk, omdat hij zich inbeeldt dat zijn doel veraf buiten hem ligt.

De schrijver legt uit: "Mensen worden enthousiaster wanneer ze zich voor een ego-doel kunnen inzetten, maar op de lange duur is een dergelijke motivatie funest. Iedere inspanning die zelfverheerlijking tot doel heeft, moet op een ramp uitdraaien. Wanneer je probeert een berg te beklimmen om te laten zien hoe flink je bent, zal je zelden slagen. En zelfs als je slaagt, is het een loze overwinning. Om de overwinning te staven moet je jezelf keer op keer op een andere manier opnieuw bewijzen, voor eeuwig gedoemd aan een vals beeld te beantwoorden. Geplaagd door angst dat iemand er achter zal komen dat het beeld niet klopt."

Dit is de ego klimmer die gedoemd is om telkens de top te halen op zoek naar erkenning en waardering voor zijn "unieke" prestatie. En dat leidt natuurlijk tot een vicieuze cirkel want hij is telkens gedwongen om de top te halen, als een manier om zichzelf te bewijzen. Maar, omdat de waardering, het applaus, echter van korte duur is, moet er niet lang na het succes opnieuw iets worden bewezen, en opnieuw en opnieuw…

Het zou anders zijn als de motivatie van binnenuit komt. Bijvoorbeeld als er een interne liefde is voor berg beklimmen. Iemand houdt toevallig heel erg van de natuur, de bergen, de inspanning. En dan gaat het ook niet om de top maar om de reis. Maar als de motivatie applaus of waardering betreft, is de reis vooral een vervelend gebeuren, een ongewenste onderbreking die helaas nodig is om de top te bereiken…

Dit ego-verhaal is een lastige omdat er geen makkelijke oplossingen zijn. Iedereen heeft hier in meer of mindere mate mee te maken. Wat we wel kunnen doen, is opnieuw wakker blijven of wakker worden voor wat ons beweegt. Wat motiveert mij? Waarom doe ik wat ik doe? En daarbij gaat het natuurlijk om de twee genoemde ego-aspecten: Is het mij te doen om rechtvaardiging, een genoegdoening voor pijn? Ben ik op zoek naar erkenning? En als dat zo is, is dat tegelijkertijd een waarschuwing met daarbij de vraag of we die weg wel moeten bewandelen.

Belangrijker is echter de stap naar de bron. En dat begint met toe geven dat wij pijn hebben. Toegeven dat mijn leven niet is zoals ik wil. Toegeven dat ik gemis ervaar. Ik heb pijn, en ik weet niet eens zeker of ik daar iemand de schuld van kan geven…

Dat is de enige manier waarop dit soort interne boosheid kan verminderen, en ook de manier waarop we de werking van het ego kunnen beteugelen: Het toelaten van pijn. En om de pijn onder ogen te komen, moet de andere kant van boosheid worden toegelaten: verdriet.

Verdriet is een heel andere energie dan boosheid. Je staat open… voor je gevoel misschien wel te veel open. Je hebt vragen, twijfels. Het voelt alsof de hele wereld op je beukt. Het is niet meer dat krachtige energieke gevoel van boosheid, nee, je bent kwetsbaar. Verdriet is echter een belangrijke stap verder dan boosheid omdat je dichter bij de bron bent, pijn. Door verdriet toe te laten, het ruimte en tijd te geven, zal de pijn uiteindelijk minder worden.

Maar het is helaas niet altijd gemakkelijk om boosheid over te laten stromen in verdriet. Hadden we maar zo'n knop… Een belangrijke reden waarom boosheid geen verdriet kan worden is veiligheid, of beter: een gebrek aan veiligheid. Boosheid heeft eigenlijk een moeder nodig. Iemand die zegt: Het is oké, je hebt pijn. Iemand die je een veilige haven biedt waar je mag rusten, waar je je verdriet mag laten zien of waar verdriet gewoon mag bestaan.

En soms is er die ander er ook. Iemand aan wie we ons verdriet durven tonen of waar we gewoon verdrietig mogen zijn. Maar als die ander er niet is, moeten we het zelf doen. Wetend dat dit gewoon heel erg nodig is, hoe moeilijk dat misschien ook is.

Soms is het de kunst om jezelf genade te geven…

Genade

Twee soldaten in gevecht, een zwaardduel. De één ligt verslagen op de grond en smeekt om genade… Daar kennen wij onder andere het woord genade van: daar waar het stopt. Een mooie uitleg. Laat het slechte stoppen of laat het lijden ophouden.

Voor genade lijkt altijd een groter persoon nodig. Iemand die machtiger is dan wijzelf. Iets of iemand die de situatie kan veranderen door dat waar we last van hebben, te laten stoppen. Als wij kinderen zijn, zijn het vaak onze ouders. Vader of moeder die het kind in bed toestopt en zegt: "Het is goed. Ga jij maar rusten, lekker slapen. Morgen gaat het vast beter." Denk ook aan het kind dat bidt tot God en vraagt of het slechte alsjeblieft mag stoppen.

Maar als we ouder worden, wordt dat lastiger. Papa zegt misschien niet langer: "Je hebt genoeg gedaan. Je mag nu rusten, alles komt goed." Waarschijnlijk geloven we ook niet meer dat papa zo almachtig is. Hij is inmiddels menselijk geworden. En hetzelfde geldt misschien wel voor God. Misschien geloven we niet meer in God of denken we niet meer dat hij zo machtig is. En dan is er niemand meer die jou nog genade kan geven. Iemand die vertelt dat je mag rusten, dat je genoeg gedaan hebt en dat alles vast wel goed komt.

Dus blijven we maar door gaan. Met als bekend gevolg die vicieuze cirkels waarin we maar bezig blijven om dat wat niet goed is op te lossen, zelfs als het ons niet lukt. En vaak gaan we nog harder werken, nog harder vechten. We worden bozer, raken nog meer gefrustreerd… Want niemand vertelt ons dat het goed zal komen. Niemand zegt: je mag even rusten.

Dan is het van belang om jezelf genade te geven. Het mag even stoppen, je hoeft niet langer te vechten. En dat betekent simpelweg rusten en het over laten aan de wereld. Dat is niet alleen letterlijk rust nemen maar vooral ook mentaal rust nemen; Los laten van de aandacht voor dat wat er allemaal niet goed gaat.

Soms is hier niets anders dan wijsheid nodig. Gewoon weten dat dit eigenlijk wel een heel goede vorm van zelfzorg is. We weten stiekem heus wel dat we moe zijn, dat nog harder werken weinig zin heeft en ook dat dit op de lange termijn waarschijnlijk niet vol te houden is.

Je vertelt je zelf dat je hebt gedaan wat je kon. Je hebt je steen in de bekende vijver gegooid, en je kan niet anders dan hopen dat die kringetjes als vanzelf door gaan. Je hebt je eigen kleur aan het universum toegevoegd, nu mag je het los laten.

Dit is ook het Grote Vertrouwen waar in zen vaak over gesproken wordt. Juist in situaties waarin er geen oplossing lijkt te zijn. "Als al mijn inspanningen geen uitkomst bieden, wat doe ik dan?", een bekende zen-vraag en een onmogelijkheid. Harder werken heeft geen zin. Je erbij neer leggen dat er geen oplossing is, is zo moeilijk. En toch… groot vertrouwen. Zelfs als er niet direct een antwoord komt van de hemel of van de mensen om je heen.

Nu mag je los laten. Lekker slapen… Morgen gaat het vast beter.

Epiloog

Het wordt tijd om terug te keren naar Marvin, de superintelligente robot uit The Hitchhikers Guide to the Galaxy. De robot die continue depressief is omdat alles wat op zijn pad komt, veel te simpel voor hem is: "I can do it, but I won't enjoy it!"

En we keren terug in het verhaal als de andere hoofdpersoon van dat boek, Arthur (geen robot maar een doodgewoon mens), bezig is om een berg te beklimmen om, bovenop die berg, 'Gods laatste boodschap voor de mensheid' te leren kennen.

En terwijl Artur de berg beklimt, komt hij opeens langs de kant van de weg Marvin weer tegen. Marvin waren we in het verhaal al een tijdje kwijt. Want Marvin heeft intussen ergens vastgezeten in een soort tijdlus van een paar 100.000 jaar, in een moeras waar geen enkel intelligent leven was, en een oude versleten matras zijn enige gezelschap was.

En Marvin is ook een heel stuk ouder geworden. Ooit was hij die geweldige super robot maar die hoogtijdagen zijn voorbij. Zijn onderdelen functioneren niet meer geweldig, hij kan nauwelijks nog lopen en komt slechts beetje bij beetje de berg op. Dus gaan ze samen de berg op, Arthur draagt Marvin, en zo komen ze uiteindelijk bij de laatste bocht. En ja hoor… Daar staat het. Op de tegenoverliggende bergwand, geschreven in grote flonkerende diamanten letters: Gods laatste boodschap voor de mensheid!

Maar Marvin kan het niet lezen, zijn ogen zijn immers niet meer zo goed. Maar natuurlijk staat er voor de toeristen een verrekijker. En letter voor letter, kijkend door de verrekijker en ondersteund door Arthur, leest Marvin Gods laatste boodschap.

Het begint, in het Engels, met WE (God spreekt natuurlijk altijd in meervoud…):

W E   A P O L O G I Z E   F O R   T H E   I N C O N V E N I E N C E

Sorry voor het ongemak…

En, voor de eerste in keer in zijn leven zegt Marvin: "I think… I feel good about it.", waar na hij voor de laatste keer zijn ogen sluit.

II

Spiegels

"De weg van zen is jezelf bestuderen.
Jezelf bestuderen is jezelf vergeten.
Jezelf vergeten is verlicht worden door de 10.000 dingen."

In de wereld

Retraites, ook wel sesshins genoemd, zijn in het
Boeddhisme en zeker ook in zen een bekend fenomeen. Een
week, soms zelfs langer, wordt er voornamelijk
gemediteerd. Dat begint met vroeg opstaan, meestal rond
een uur of vier, om vervolgens zo'n 10 x per dag te
mediteren, afgewisseld met werken, Samu op zijn Japans.

Retraites bieden bij uitstek de gelegenheid om je even terug
te trekken uit het dagelijks leven, en niet meer onderdeel te
zijn van al die dynamiek. Dit wordt vaak geformuleerd als:
We zijn nog wel In De Wereld maar niet meer Van De
Wereld. We zijn niet meer onderhevig aan al die dingen die
iets van ons vragen. Agenda's, telefoons, computers,
facebook, apps maar ook partners of collega's. We worden
niet langer in bezit genomen door al die zaken, of mooier
gezegd: We zijn niet langer eigendom van al die dingen.

Meditatie is wat dat betreft niets anders dan even vakantie
nemen. Vakantie van de dagelijkse dynamiek maar vooral,
en misschien nog wel belangrijker, van onszelf. Zodra ik op
mijn meditatiekussen ga zitten, laat ik een deel van mezelf
los. We nemen vakantie van zowel de wereld die van alles
van ons moet, maar ook van onszelf: wij die zoveel van
onszelf moeten.

En vervolgens proberen we In De Wereld te zijn. Dat
betekent één worden met de oefening: alleen maar ademen,
of je ademhaling volgen en deze tellen. Dat klinkt
eenvoudig maar is nog niet zo gemakkelijk gedaan. Want
we schudden de wereld niet zomaar van ons af. Vaak zijn

we toch nog steeds bezig om werknemer te zijn, partner of ouder. En dat is ook logisch. Er is nu eenmaal tijd nodig om dat allemaal los te laten.

En zelfs als het ons een beetje lukt om los te komen van al die dagelijkse dingen, is het nog maar de vraag of we echt wel de leegte in stappen. Vaak blijven we, op een subtiele manier, nog steeds eigendom van de wereld, bijvoorbeeld in de vorm van gericht zijn op de wereld. In plaats van de leegte in te stappen, plakken we er toch weer iets boven op.

Je zou kunnen zeggen dat er nog steeds teveel IK op dat meditatiekussen zit. Denk bijvoorbeeld aan al die beelden die we van onszelf hebben, en die we zo graag voor anderen overeind willen houden. En dan gaan we daar mee bezig. Door in dat proces van meditatie, er toch weer iets van een IK in te stoppen.

Ik merkte het zelf, een tijdje geleden, toen ik weer eens mediteerde samen met een groep ervaren leerlingen. Een stille avond; niet praten, 3x zitten en loopmeditatie. Maar ik merkte dat ik niet echt zat. En het duurde een tijdje voordat ik in de gaten had dat ik, heel flauw, toch weer aan het mooi-zitten was. Stiekem opscheppen door vooral heel mooi en stevig te zitten. Zie je hoe de zen-ervaring van me afstraalt? ☺

Natuurlijk is dat kinderachtig, en dat is ook niet erg. Dat zit nu eenmaal diep in ons, maar de oefening is om het te blijven herkennen en tegelijkertijd je uitgenodigd voelen om daar ook los van te komen. Want het is niet echt de manier. Als gezegd, zen-meditatie is vakantie nemen van je zelf. En dat betekent onder andere: We hoeven niets te zijn, we hoeven niemand te zijn. We hoeven niet langer iets op te houden.

In meditatie proberen we ons opnieuw te verbinden met iets dat daaronder ligt. Dat klinkt wellicht wat mysterieus maar we herinneren onszelf er aan, dat onder al die opsmuk die we zo vaak doen, dat daar nog steeds iets is. Dat is niets anders dan het besef dat je kunt zijn zonder iets te zijn. Waar wij vaak de neiging hebben om toch nog iets overeind te houden, wordt het interessanter als we ook dat laten gaan. Als we bereid zijn om naakter te worden, kwetsbaarder misschien wel. En dus echt de leegte in gaan. Niets durven zijn. En soms moeten we daarvoor, mooi gezegd, een kleed afleggen…

Tegelijkertijd is dat één van de moeilijkste dingen om te doen. Want het is een tegenovergestelde mentale beweging dan we gewend zijn. Een groot deel van ons gedrag bestaat namelijk uit niets anders dan ons wapenen. En veel van die "wapens" liggen nogal voor de hand. We proberen er bijvoorbeeld goed uit zien. We dragen geaccepteerde kleding, vaak verbonden met de laatste mode. En als dat er niet in zit, dan op zijn minst niet al te sjofel. Soms is dit zelfs een geraffineerd proces. Zoals, heel goed weten hoe je er op je best uit ziet en dat beeld bewust versterken: Dit T-shirt accentueert mijn borsten, mijn stevige armen. Deze broek bevestigt mijn stevige kont…

Wat we vooral doen is het sterke, onze "kracht", benadrukken en onze "zwaktes" worden gecamoufleerd. Dus al die dingen waarop we mogelijk geraakt of gekwetst kunnen worden, werken we weg. Mijn te dikke buik wordt verborgen dankzij corrigerende kleding. Mijn pukkels verdwijnen dankzij make up, de juiste foundation en wat al niet meer zij. En mijn sterktes accentueer ik juist. Ik heb mijn make up slim aangebracht, mijn haren geraffineerd speels losjes of juist heel strak. Rode lippenstift, lijntje onder de ogen enzovoort.

En dan hebben we het alleen nog maar over het uiterlijk. Maar we hebben natuurlijk ook nog onze mentale wapens. Zoals weten hoe je je moet gedragen om positief gewaardeerd te worden. Of je juist zo gedragen dat je weet dat je niet gekwetst kunt worden. Dus praten we vaak in een bedachte vorm en gedragen we ons in een bedachte vorm. Wat mag ik wel en niet zeggen? Vind men het stom als ik teveel zeg? Misschien moet ik hier, op tijd, een grapje maken, of juist daar iets intelligents zeggen… Welk gedrag wordt in deze omgeving gewaardeerd? Hoe vind men mij leuk, of interessant?

Dat we dit in de samenleving doen, is niet vreemd maar in zen is het geen ideale beweging. In zen proberen we dit steeds meer los te laten, om onszelf onder ogen te komen in eerlijkheid en een mentale naaktheid waarin we niet meer bezig zijn met de buitenwereld, of de buitenkant.

De Chinese zenmeester Rinzai (12ᵉ eeuw) heeft het over hetzelfde als hij spreekt over "onnodige gedragingen die de Boeddhageest verstoren". Hij heeft het over al die onnodige extra's en roept op tot echte spontaniteit. Maar daarmee bedoelt Rinzai iets anders dan waar wij in het westen vaak aan denken zoals gezellig zijn, gevat doen, of ad rem zijn.

Niets van dat alles. Spontaniteit is bij Rinzai veel eerder gewoon oprecht zijn, of beter… echt zijn. Dat klinkt groots maar het is gemakkelijk uit te leggen: denk bijvoorbeeld aan het verschil in je gedrag als je alleen de afwas doet, of als je de afwas doet en iemand kijkt toe. Of jij die alleen in de tuin de planten snoeit, of als je het doet terwijl iemand toekijkt.

In het tweede geval plak je er vaak iets boven op… Je gedrag wordt gekunsteld. Je bent niet meer aan het doen wat je aan het doen was, nee je bent nu ook gericht op de ander, op de wereld. In dat geval heb je je weer laten vangen. Je bent niet meer in de wereld, maar van de wereld.

Het voordeel van retraites, de lange meditatieperiodes, is dat veel van die wapens, en vooral dat berekende, als vanzelf weg vallen. En dat werkt eigenlijk heel eenvoudig. Stel je een periode voor van een week met elke dag hetzelfde ritme. Het is 4 uur, de gong slaat, je hebt net 5 a 6 uur geslapen, je sukkelt naar de zendo, om daar weer voor een lange tijd op je meditatiekussen te zitten. Er is geen ruimte voor onderling contact. Het is elke dag alleen jij en jezelf op dat kussen. Voor wie moet je nog iets overeind houden? Je buurman of buurvrouw die ook elke dag op dat kussen zit? Hij of zij ziet je niet eens… Misschien nog wel de eerste dag maar daarna ben je al heel snel niet interessant meer.

En elke dag ziet er hetzelfde uit. Hetzelfde schema, dezelfde routine. Je gaat daardoor de dingen op een bepaalde manier steeds losser doen, steeds minder gericht op de buitenwereld. Je moet om half 5 in de zendo zijn. Waar zijn in godsnaam mijn schone sokken? Dan maar vieze sokken aan… Dan maar even iets minder goed gewassen. Geen tijd voor uitgebreide make up. Dag in dag uit, vroeg opstaan en niets anders dan mediteren, mediteren, mediteren…

Vermoeidheid helpt daarbij ook. Je bent al moe. En je wordt steeds vermoeider. En eigenlijk te moe om al die extra's nog met je mee te dragen. Je ziet ook steeds meer het zinloze er van. Als vanzelf valt dat van je af. En steeds beter begrijp je: Er is niets om overeind te houden.

"Val in het gat van onverschilligheid, vlieg er weer uit op een wolk van vrijheid.
De gebarsten spiegel, de lege spiegel, de spiegel die de waarheid laat zien.
Helemaal geen spiegel, zonder handvat, zonder lijst, de vrije doorvlucht."

- Janwillem van de Wetering

Ken je zelf

Een ander bijzonder aspect van retraites is dat alles in stilte plaats vind. Dat betreft niet alleen de meditaties. Ook tijdens het eten en werken wordt er niet gesproken. Minimaal een week lang houd je je mond.

Al je meningen, gedachten en oordelen kun je daardoor niet met anderen delen. En dat is uniek want dat is juist één van de dingen waar we communicatie voor gebruiken. We delen onze oordelen met anderen, hopend op bevestiging. En als we die bevestiging krijgen, weten we dat het met onze oordelen, maar vooral met onszelf, wel goed zit: Als jij mijn blik bevestigt, weten wij bovendien dat wij allebei oké zijn…

Dit wordt ook wel het stempelfenomeen genoemd, gebaseerd op een tv-reclame van lang geleden. De reclame betrof borrelnootjes van een bekend merk. Elke borrelnoot werd gekeurd en kreeg vervolgens een stempel: Oké, of Niet-Oké. De Oké-nootjes kwamen natuurlijk in de zak bestemd voor de verkoop, de Niet-Oké-borrelnootjes vielen af.

Dit stempelen is wat wij ook vaak doen. We zijn heel goed in het snel benoemen van mensen als Oké of Niet-Oké. Niet alleen mensen trouwens, dit geldt voor alle fenomenen om ons heen. Die worden razendsnel opgedeeld in: Oké, Niet-Oké. Goed, Niet-goed. Of… Interessant, Niet-Interessant. En vervolgens is één van de eerste dingen die we doen, bevestiging over ons oordeel bij de ander te zoeken. Als bijvoorbeeld Henk mij niet bevalt, ga ik op zoek naar die ander: Heb jij ook gezien dat Henk een… is? En hier volgt dan een willekeurig scheldwoord. En zodra ik die bevestiging krijg, krijgt Henk vervolgens het stempel: Niet-Oké. En dat is een stempel waar Henk ook niet gemakkelijk van af komt. Alsof er continu Niet-Oké op zijn voorhoofd geschreven staat.

Maar, als je niet mag praten verdwijnt juist dit onderdeel. Wij kunnen ons oordeel "Niet Oké", of welk negatief stempel dan ook, niet in de buitenwereld neer leggen. Het krijgt geen bevestiging met als resultaat dat het stempel Niet Aardig of Niet Oké veel minder hard wordt. Daardoor is er een grotere mogelijkheid dat bijvoorbeeld gedurende zo'n stilteweek, ook andere aspecten van Henk worden gezien. Omdat hij niet direct is af geserveerd als Niet-Oké kan hij meer kan zijn dan alleen dat stempel. De blik blijft langer open voor andere aspecten van het individu, in dit geval Henk. Anders gezegd, onze blik op de wereld, of op de werkelijkheid, blijft langer open omdat we niet de beschikking hebben over een belangrijk instrument, namelijk praten.

In het Boeddhisme is dit een belangrijke les. Non-dualiteit wordt dit genoemd. Probeer de wereld niet op te delen in goed of slecht of oké versus niet-oké, maar behoud een open blik. Want, zodra je iets als goed definieert, heb je tegelijkertijd ook slecht gedefinieerd en daarmee heb je de wereld opgedeeld.

Daar komt bij dat als we dit doen, we de wereld op afstand zetten. We maken van onszelf een objectieve buitenstaander die de wereld beschrijft, en opdeelt in hokjes. Maar dat is iets anders dan met een open geest, een open blik, in de ervaring van de werkelijkheid blijven.

Het is ook een waarschuwing om voorzichtig om te gaan met theorie en al die kennis in ons waar we vaak zo veel belang aan hechten. Er is niet voor niets het bekende zen-gezegde: De vinger die naar de maan wijst, is niet de maan zelf. Woorden, concepten, of taal in algemene zin…. ze schieten vaak te kort. De werkelijkheid is te complex om zich in één oordeel te laten vangen.

Soms wordt ook wel gezegd: De Boeddha is overal. In de bloemen van een roos, maar ook in de raderen van een motorfiets of in de digitale chips van je computer. Denk je daar anders over, beledig je de Boeddha. Waarmee vooral gezegd wordt dat je jezelf beledigt. Je beledigt jezelf omdat je een beperkte blik hanteert.

Terug naar de stilte… Omdat we tijdens retraites niet mogen praten worden we ons veel bewuster van al die oordelen die we zo graag op de wereld plakken. We herkennen ook onze neiging om zo snel te oordelen. En soms zien we zelfs waarom we zo vaak tot dezelfde soorten oordelen komen.

Het is een belangrijk onderdeel van zen: ken jezelf. Ben je in staat om jezelf onder ogen te komen? In de spiegels te kijken die de zen-training als vanzelf opwerpt? Dat is ook één van de redenen waarom in zen zoveel aandacht is voor meditatie. Want de stilte is natuurlijk slechts een bijproduct van retraites. Van groter belang is meditatie. En in meditatie plaatsen we onszelf als het ware voor het voetlicht om onszelf te onderzoeken.

Meditatie wordt ook wel mentaal douchen genoemd. We scheppen de gelegenheid om zicht te krijgen op al datgene wat in ons speelt, om uiteindelijk mentaal wat schoner weer terug te keren naar het dagelijks leven. Denk bijvoorbeeld aan al die prikkels waar we dagelijks mee te maken hebben. Die komen tijdens de meditatie opnieuw voorbij, en krijgen de kans om te worden verwerkt. Hetzelfde geldt voor onze meningen en oordelen, of in algemene zin gewoon al onze gedachten en gevoelens die zo vaak dominant aanwezig zijn. Waar we ons meestal nauwelijks bewust van zijn maar die wel degelijk onze blik op de werkelijkheid kleuren.

Meditatie helpt om meer bewust te worden van onze interne bubbels, om het zo maar even te noemen. Zij worden daardoor als vanzelf minder dominant. Juist omdat we ze gaan zien, en herkennen, vermindert hun kracht: "Dat waar we niet bewust van zijn, heeft ons in zijn greep. Als we er bewust van zijn, kunnen we er mee oefenen."

Het is niet de enige spiegel die meditatie opwerpt. Want een ander uniek aspect van meditatie, en iets dat we zeker in retraites tegen komen, is dat we niet terug kunnen vallen op ons normale gedrag. We zitten immers voornamelijk op ons meditatiekussen waardoor onze gedragsruimte aanzienlijk beperkt is.

En dat is iets wat we uit onszelf zelden opzoeken. Zodra er enige ruimte is, laten we daar ons gebruikelijke gedrag op los. Zodra we een neiging voelen, reageren we er op. Meestal is dit een heel snel proces. We voelen iets en reageren er vrijwel direct op, zonder dat we achteraf nu heel precies weten waarom we eigenlijk doen wat we doen.

Maar in meditatie kan dat niet. Al onze neigingen, impulsen en behoeftes, komen voorbij zonder dat we er iets mee kunnen. Daardoor moeten we al die zaken aanzien. Als we boos zijn, blijven we er mee zitten. Zin in koffie of een sigaret? Blijven zitten. We willen praten, onze mening geven… We zijn rusteloos? We blijven er mee zitten.

Logischerwijs neemt daardoor onze zelfkennis toe. En dat werkt volgens hetzelfde principe: Juist omdat we op al die impulsen niet kunnen reageren, omdat we ze niet kunnen bevredigen met gedrag, is er een grotere kans dat we ons bewuster worden van de onderliggende motivaties en intenties.

Terug naar de kern van dit verhaal. Retraites zorgen er niet alleen voor dat onze blik op de wereld langer open blijft, maar ook dat ons zicht op onszelf toe neemt. In meditatie zien we gewoon aan wat er in ons gebeurt, zonder daarop te reageren. We (h)erkennen wat er allemaal in ons speelt. Onze wensen en verlangens, motivaties en neigingen, dienen zich aan, we kijken ze aan en laten ze voorbij gaan. We rennen even niet achter onze bevrediging of achter ons gedrag aan. Zo vergroten we de rek van ons mentale elastiek, of vervangen we de Kleine Ik door de Grote Ik.

En soms verschijnt die bekende glimlach. Als we weer eens zien hoe hardnekkig bepaalde ideeën zich in ons genesteld hebben. Hoe telkens dezelfde oordelen voorbij komen. We herkennen onszelf en schudden ons hoofd. En dan volgt een glimlach van onszelf, om onszelf. En dat is misschien wel de beste glimlach…

Trots

In het vorige hoofdstuk ging het over het belang van de open en eerlijke blik. Zijn we in staat om zowel onszelf als ons leven, echt onder ogen te komen? Er zijn echter een aantal zaken die dat proces behoorlijk kunnen belemmeren; Die, mooi gezegd, de spirituele ontwikkeling in de weg staan.

Eerder werd gesproken over ontwapenen, het los laten van al die onnodige extra's. En het belangrijkste wapen dat we moeten los laten is… trots: het verlangen om belangrijk of aantrekkelijk te zijn. Het is niet toevallig dat trots in diverse religies wordt genoemd als een belangrijk obstakel dat overwonnen moet worden. In het Christendom is trots zelfs één van de zeven hoofdzonden. Zonden is overigens nogal een groot woord, je zou ze ook kunnen zien als verleidingen of eenvoudigweg valkuilen. En dat is dit rijtje: Hebzucht, Lust, Jaloezie, Trots, Gulzigheid, Boosheid en Luiheid.

De meeste "zonden" lijken een beetje op elkaar, ze hebben te maken met een soort onbeheerstheid. Denk bijvoorbeeld aan onze natuurlijke driften of onze dagelijkse zoektocht naar bevrediging. Maar trots werkt anders en vormt een groter probleem als het gaat om onszelf onder ogen te komen. Het is ook niet voor niets dat trots wordt gezien als de wortel van alle andere zonden. De zeven zonden worden vaak afgebeeld als een boom, waarbij Trots de stam is en de andere zonden de takken vormen.

Trots heeft meerdere kanten. Er is natuurlijk de positieve kant: de trots die je extra kracht geeft, die motiveert, die ervoor zorgt dat we een stap extra zetten. Misschien is op de

motivatie wat af te dingen maar ach… Als trots ervoor zorgt
dat je het net even wat langer vol houdt, of als het je extra
doorzettingsvermogen geeft, dan is het de vraag of daar veel
mis mee is.

Maar we hebben het nu over die andere kant van trots die
maakt dat we belangrijk of aantrekkelijk willen zijn, en die
vooral leidt tot het overeind houden van beelden. Het is een
trots die sterk op de ander is gericht en die wil dat men mij
mooi vindt, aantrekkelijk et cetera. Daar zitten grote risico's
aan. Vooral op die momenten dat het niet goed met ons
gaat. Want deze trots zorgt er voor dat je niet in staat bent
om de waarheid te vertellen. Of dat je niet oprecht kunt
delen wat er echt met je aan de hand is.

En dan krijg je die bekende kleine cirkels. Denk aan de man
die elke dag om 8 uur 's ochtends met zijn aktentas het huis
verlaat, twee uur in het park doorbrengt, drie uur in
Starbucks, en nog eens drie uur in de bibliotheek om daarna
weer naar huis te gaan. En dat houdt hij maandenlang vol
omdat hij zijn vrouw niet durft te vertellen dat hij ontslagen
is. Zie ook de student die maandenlang alleen op zijn
kamertje zit en daar de hele dag computerspelletjes speelt,
omdat hij zijn ouders niet durft te vertellen dat hij van de
Universiteit is weg gestuurd…

Dat is wat trots kan doen. Het leidt tot benauwde cirkels en
kleine werelden. Omdat je een beeld overeind wilt houden.
Omdat je niet durft toe te geven dat de werkelijkheid
eigenlijk anders is.

Trots is nauw verbonden met het ego. Mijn IK is belangrijk.
Dit is Mijn-Mooie- Plaatje-IK dat overeind gehouden moet

worden. Natuurlijk heeft pijn hier mee te maken. Pijn is, zoals we eerder zagen, vaak de aanzet tot het wakker worden van het ego. Ik wil geen pijn hebben, ik wil niet mislukt zijn, je moet me mooi vinden, aantrekkelijk en wat al niet meer zij.

Trots maakt een kleine ik, een opgesloten ik. Want hij zorgt er voor dat je niet meer kan delen met anderen op basis van waarheid of echtheid. Daardoor wordt het ook steeds moeilijker om nog eerlijk naar jezelf te zijn. Om echt naar jezelf te kijken of oprecht om te gaan met jezelf. En dat is misschien wel de grootste eenzaamheid.

In zen wordt wel eens gesproken over het door breken van de muren van je eigen Ik. Het los laten van trots is niets anders dan een kleed afleggen en elkaar, maar vooral ons zelf, naakt tegemoet te treden: "Daar waar je de muren van je eigen ik doorbreekt, begint het echte leven."

Het is een uitnodiging om alles wat zich in ons leven afspeelt, recht in de ogen te kijken. Daarvoor is het soms nodig om over onze eigen schaduw te springen, uit de dwangbuis van trots. Voorbij het beeld dat we overeind willen houden… En echt in de spiegel kijken.

Dit is iets van jezelf opgeven om uiteindelijk weer vrijer te worden. Dit is ook buigen, waar we in zen zo van houden, voor de werkelijkheid. Voor dat wat er echt aan de hand is.

Ben ik nog aanbiedbaar?

Trots is sterk verbonden met schaamte. Ze horen bij elkaar, het zijn twee kanten van dezelfde medaille. En schaamte betreft vooral de angst om afgewezen te worden…

"Ben ik nog aanbiedbaar?"

Het zijn woorden van de Nederlandse zanger Ramses Shaffy. Natuurlijk sprak hij over de biologische component: Ben ik fysiek nog interessant genoeg om contact mee te maken? Ben ik nog aantrekkelijk genoeg om het bed mee te delen? Het is niet verbazingwekkend dat Shaffy het zo vertaalde maar hij raakt wel een kern: Ben ik de moeite waard om contact mee te maken?

Onze grootste angst is dat de ander zich niet met ons wil verbinden. En de meeste mensen vertalen deze angst, net als Shaffy, naar het biologische niveau. Ben ik nog aantrekkelijk genoeg? Wil de ander mij? Letterlijk, seksueel dus.

Dit gedrag wordt natuurlijk versterkt door onze huidige cultuur die meer dan ooit op het uiterlijk is gericht. Dus proberen we vooral daar aan te voldoen. We mogen niet oud worden, want dat is biologisch gezien niet aantrekkelijk. We proberen vooral niet te veel af te wijken van het heersende modebeeld. En dan komen opnieuw de inmiddels bekende wapens om de hoek: De juiste make-up, spierballen, sixpacks. We vormen ons naar al die beelden die we kennen van tv, tijdschriften of internet. Als ik er net zo uit zie als… of als ik zoveel mogelijk overeenkom met het gewenste plaatje, is er vast niets mis met mij.

We wringen ons in een dwangbuis om die ander, de buitenwereld, maar te overtuigen dat er niets mis is met ons. Ik vertoon geen rimpels, letterlijk niet maar ook figuurlijk niet. Ik heb het biologisch, maatschappelijk en ook emotioneel allemaal voor elkaar. Er is dus geen enkele reden voor jou, de ander, om je niet met mij te verbinden. Anders gezegd, we doen alles om maar niet afgewezen te worden.

Een inmiddels vrij populair onderzoek van wetenschapper Brené Brown, o.a. bekend van een TED-talk, gaat over hetzelfde thema. Brown onderzocht grote levensvragen als: Wat is in ons leven belangrijk? Wat hebben wij mensen echt nodig? Uit haar onderzoek kwam één woord naar voren: Verbinding, het gevoel dat je verbonden bent met anderen.

Maar uit haar onderzoek bleek ook dat veel mensen zich juist niet verbonden voelen. En de mensen die zich niet verbonden voelden, hadden een aantal belangrijke overeenkomsten: ze voelen allen schaamte en angst. En ze delen dezelfde gedachten: Ik ben niet goed genoeg, niet slim genoeg, niet mooi genoeg. Daaronder bleek weer iets anders te zitten: Ze hadden allen moeite met kwetsbaarheid.

Dat is nogal een dilemma want voor verbondenheid, echte verbinding, moet je jezelf ook laten zien. Maar we durven onszelf, vanwege die kwetsbaarheid, vaak niet echt te laten zien. En dat leidt natuurlijk tot een vicieuze cirkel.

Uit haar onderzoek bleek ook dat degenen die wel dat gevoel van verbinding hadden, die zich daadwerkelijk verbonden voelden met de ander, ook vinden dat ze het waard zijn om geliefd te worden. Ze hebben eigenwaarde. Ze geloven dat ze het waard zijn om contact mee te maken.

Zij onderzocht die laatste groep verder en vond o.a. dat het mensen zijn die bereid zijn om te zijn wie ze zijn zonder dat mooier te willen maken. Ze hebben de moed om imperfect te zijn. Ze durven zichzelf te zijn en los te laten wie ze eventueel zouden moeten zijn. Bovendien omarmen ze kwetsbaarheid. Ze geloven dat wat hen kwetsbaar maakt, hen tegelijkertijd mooi maakt.

Maar wat maakt ons eigenlijk kwetsbaar? Want anders blijft het zo'n steriel en theoretisch woord. Om hulp vragen is een goed voorbeeld. Ziek zijn en je partner, of een willekeurige ander, om hulp vragen. Denk ook aan je kwetsbaar op stellen door iets voor te stellen zonder de zekerheid van bevestiging: Iemand vragen voor een afspraakje of een etentje, seks initiëren bij je man of bij je vrouw. Of, als eerste zeggen: Ik hou van jou. Met in alle gevallen natuurlijk het risico dat we afgewezen worden.

Dit is werkelijk kwetsbaar durven zijn en vanuit die kwetsbaarheid durven handelen. En sommige mensen kunnen dat, zoals blijkt uit het onderzoek van Brown. Zij hebben een gevoel van eigenwaarde. Ze accepteren dat ze kwetsbaar zijn, en dat ze zelf niet perfect zijn. Zij weten dat ieder mens rafelige randjes heeft. Dat dit hoort bij mens zijn en, dat je dat je dit niet hoeft te verbergen maar dat je het kunt omarmen.

Maar waar komt dat vertrouwen vandaan? Het vertrouwen dat je gewoon mag zijn. In je mooiheid maar ook in je lelijkheid. Niet alleen in je kracht maar ook in je zwaktes… Het geloof dat je zelfs dan nog steeds de moeite waard bent om mee te verbinden.

Misschien hebben deze mensen het geluk gehad dat zij in hun jeugd liefhebbende ouders hebben gehad, die hen een gezond gevoel van eigenwaarde hebben gegeven. Die hen vertelden dat er van hen werd gehouden, niet vanwege hun prestaties maar vanwege wie ze zijn. Dat is de bekende onvoorwaardelijke liefde waar we soms een leven lang op kunnen teren. Maar niet iedereen heeft dat geluk. Het is dan ook niet vreemd dat dit onderwerp in diverse religies terug komt…

Acceptatie

"You are accepted just as you are…"

Zenmeester Ton Lathouwers vertelde ooit hoe die woorden diepe indruk op hem maakten. Het was één van de eerste dingen die zijn toenmalige leraar tegen hem zei, en die hem een diepe rust gaven: Ik mag hier en nu gewoon zijn, met alles wat ik ben.

Het klinkt natuurlijk eenvoudig: Je bent oké zoals je bent. En voor sommige mensen is dat misschien ook te eenvoudig geformuleerd. Dan biedt het Christendom uitkomst waar het vaak net iets mooier wordt gezegd.

Priester Henri Nouwen noemt het "luisteren naar de stem die jou de geliefde noemt". En natuurlijk praat hij over de stem van God: "Het is onze uitdaging om te luisteren naar die stem die zegt dat u geliefd bent. Als u die stem niet hoort, bent u afgeleid van wie u werkelijk bent. Dan denkt u: Ik ben wat ik doe, ik ben wat andere mensen over me denken, ik ben wat ik heb… Dat zijn allemaal valse motieven die niets met uw leven te maken hebben. Luister naar die vriendelijke fluisterstem die zegt: Jij bent mijn geliefde dochter, jij bent mijn geliefde zoon. Als dat de kern wordt van ons bestaan, stoppen we met onszelf te overschreeuwen."

Er zijn natuurlijk ook mensen voor wie dit soort woorden juist weer te heilig of te goddelijk zijn. Dan is een religieus leider als Osho, bij sommige mensen beter bekend als Bhagwan, een alternatief. En Osho zegt het altijd wat venijnig…

"Niemand is belangrijker dan jij. Probeer niet iemand anders te worden. De samenleving conditioneert ons in het idee dat we niet genoeg zijn. En wat die samenleving doet is je vervolgens idealen, mooie plaatjes, geven zodat je steeds probeert om iemand anders te worden. De Christen probeert Jezus te worden, de Boeddhist probeert Boeddha te worden. En het is een heel slimme manier om jou bij jezelf vandaan te trekken. Daarvoor hoef je maar van één ding overtuigd te zijn: dat je waardeloos bent, dat je het niet verdient te bestaan en dat je, zoals je nu bent, nergens toe dient.

Je hoeft echter alleen maar jezelf te accepteren. Kijk naar elk klein kind: hij accepteert zichzelf volkomen; er is geen veroordeling, er is geen verlangen om iemand anders te zijn. Tot een bepaalde leeftijd, en dan raakt het kind zijn onbevangenheid kwijt. Dan komt de berekening en vooral de vraag: hoe kom ik bij anderen over? En het kost verdomd veel moeite om weer bij jezelf terug te keren."

Dit is natuurlijk typisch Osho taal. Als gezegd, nogal venijnig. Osho voegt hier nog wel iets aan toe: "Het leven, het bestaan, houdt er niet van om mensen te herhalen. Zij is zo creatief dat zij altijd iets nieuws in elk individu toevoegt, een nieuw potentieel, een nieuwe mogelijkheid." En dat is natuurlijk zeer waar. Zie alleen al het biologische niveau waar elk mens een uniek mengsel van genen en DNA is. Van daaruit kan het besef ontstaan dat je een eigen kleur hebt en dat je die kleur moet omarmen in dit bestaan.

En soms helpt het als dit bevestigd wordt door anderen. Of het nu God is, een zenmeester of een spiritueel leider. Waarbij de één het eenvoudig zegt en de ander zegt het venijnig. Maar ze praten allemaal over hetzelfde principe: je mag zijn wie je bent zonder dat je perfect moet zijn. Een acceptatie van ons gehele mens zijn, inclusief onze rafelige randjes.

Deze acceptatie ontstaat echter ook vanzelf, als je bereid bent om jezelf regelmatig onder ogen te komen. Zoals dat gebeurt in meditatie waar je niet ontkomt aan de blik op jezelf: Al je neigingen, je wensen en ook je rafelige randjes. Al die zaken waar we meestal niet mee te koop lopen maar die wel degelijk bij ons horen en die we op het meditatiekussen telkens tegen komen. Op een gegeven moment begrijp je dat dit is wat ons menselijk maakt. Een eerlijkheid naar wie of wat we zijn, en daarmee ook een omarming van ons mens zijn.

Al mijn hongers

Dit is niet het einde van het verhaal. Want de indruk kan ontstaan alsof het in zen alleen om jezelf gaat, een soort navelstaarderij of een narcistische zelfgerichtheid.

Nee… het begint bij jezelf door ruimte te creëren voor jezelf. En binnen die ruimte eerlijk, onbevooroordeeld omgaan met jezelf, en jezelf en al je kleuren onder ogen komen. Maar het is zeker niet gezegd dat het daar bij blijft.

De Amerikaanse zenmeester Bernie Glassman vertelde ooit hoe juist deze open blik naar binnen, uiteindelijk tot een groter inzicht leidde. Hij werd zich opeens bewust van al de behoeftes die in hem speelden. Of, zoals hij het zelf noemt, hij ervaarde plotseling alle hongers in hem: De honger naar bevrediging, de honger naar waardering, de honger naar geld, de honger naar seks, honger naar verlichting. Honderden soorten hongers.

Glassman heeft het natuurlijk over alles in ons dat bevredigd wil worden. En dat zijn ontelbare behoeftes: de behoefte aan aandacht, contact, waardering. Liefde ontvangen, liefde geven, lust. Maar ook de bekende basisbehoeften als voedsel, veiligheid en een dak boven ons hoofd. Glassman gebruikt echter het woord honger. En dat is misschien wel beter gezegd. Behoeftes klinkt te neutraal, te objectief. Maar een honger zeurt, die vraagt actief om bevrediging en kleurt ook ons bewustzijn.

Glassman begreep dat al die hongers onderdeel waren van hem. Dat ze bij hem horen. Maar vervolgens realiseerde hij zich: Als ik deze hongers heb, dan heeft de ander die ook!

Dat is een groot inzicht. Het besef dat wij allemaal dezelfde hongers hebben. Daarin verschillen mensen weinig ten opzichte van elkaar. Of het nu basisbehoeften zijn als veiligheid, of immateriële zaken als aandacht en waardering. Natuurlijk zullen daar accentverschillen in zijn. De ene mens is iets meer hier op gericht, de ander iets meer daar op, maar in de basis zullen veel van dezelfde hongers bij ieder van ons voorkomen.

Dit is zo'n inzicht dat, als het echt tot je doordringt, een groot verschil kan maken. Het feit dat wij eigenlijk alleen maar honger zijn, of uit honger bestaan. Dus niet alleen de fysieke hongers, dat spreekt voor zich, maar natuurlijk ook de mentale hongers. En vervolgens is er het besef dat alles en iedereen honger heeft. Niet alleen de mens, nee… Al dat leeft heeft honger. Of het nu op een elementair basisniveau is of complexer. Elk leven bestaat uit niets anders dan honger. Daarin verschilt de mens niet wezenlijk van de hond, de slak, de mus of de geranium.

Als je dit dieper op je in laat werken, zie je ook het hele rijtje benodigdheden. Denk aan alle hongers die bijvoorbeeld een plant heeft. Die is afhankelijk van water, zonlicht, zuurstof. Het dier… water, zonlicht, zuurstof, voedsel. En soms ook al een beetje meer. Denk bijvoorbeeld aan de poes die ook wel graag geaaid wil worden, die persoonlijke aandacht wil. De krekel zal het nog wel redden zonder dat jij hem kopjes geeft maar de poes?

En als laatste in het rijtje komen wij, de mens! Water, zonlicht, zuurstof, voedsel, veiligheid…. en nog heel veel meer! Omdat wij nu eenmaal evolutionair zo ver ontwikkeld zijn. Dus komen daar ook al die extra's nog bij… De behoefte aan waardering, behoefte aan contact, behoefte aan liefde, lust, respect, erkenning et cetera. Wij mensen zijn een groot vat vol honger.

Dat is tegelijkertijd wat ons verbindt met alles dat leeft. Elke vorm van leven heeft honger. En heeft dus ook zorg nodig om al die hongers te stillen. Daarin is alles en iedereen met elkaar verbonden. We zitten in een netwerk van afhankelijkheden. En vanuit dit besef kun je die honger van de ander, of van welke vorm van leven dan ook, op je nemen.

En dat valt heel concreet te vertalen. Als die hongers zich in mijn ruimte bevinden, kan ik het tot mijn zorg maken. Anders gezegd, soms bevinden al die hongers zich gewoon in mijn zorggebied.

Ik kan het natuurlijk ook bewust opzoeken. Mijn zorggebied uitbreiden door bijvoorbeeld naar de Derde Wereld te gaan, of me aansluiten bij het Leger des Heils, daklozen helpen of vrijwilligerswerk doen. Maar het hoeft niet per se zo groot of geforceerd. Soms is het gewoon aanwezig in je ruimte. En daarbij kun je ook aan heel kleine dingen denken. Denk aan de vogel die zich toch wel heel vaak op je balkon ophoudt. Of de plant die je ooit gekregen hebt maar die je nog nooit echt gezien hebt.

Vanuit dit inzicht, het besef dat alles dat leeft honger heeft, kun je al die zaken opeens in een ander daglicht zien. Het kan tot een gevoel van verbondenheid leiden dat er voor heen niet was. En als vanzelf ontstaat dan de neiging om de zorg op je te nemen. Als het in mijn ruimte is, een omgeving die ik daadwerkelijk kan beïnvloeden, kan ik het

ook tot mijn aandachtsgebied maken, of tot mijn
zorggebied. Ik kan simpelweg zorg bieden en zo die
hongers bevredigen. Of het nu de vogel is op je balkon of
een plantje dat moeite heeft om te overleven. Die dakloze
op de hoek van de straat, een voorbijganger met zware
tassen, een vriend die een probleem heeft… Zij hebben
allen honger. Dezelfde hongers als jij.

Het gaat hier niet om handelen vanuit een opgelegde
moraal. Dit soort handelen ontstaat vanzelf als gevolg van
'wakker worden': door het herkennen van je eigen hongers
en het inzicht dat dit dezelfde hongers zijn die iedereen
heeft. Hongers die bevredigd willen worden. En, omdat ik
mij hier bewust van ben, is de volgende stap niet ver. Ik
weet dat ik soms die hongers kan stillen…

Kwan Jin

Het is deze vorm van wakker worden waar zen zoveel vertrouwen in stelt. Dit is ook de compassie waar in het Boeddhisme veel over wordt gesproken. Het grenzeloze mededogen dat gesymboliseerd wordt door Kwan Jin: "Zij die luistert naar de smeekbede".

Waar in het Boeddhisme Kwan Jin soms vereerd wordt als een goddelijk wezen, wordt in zen vaak gewezen op het menselijke aspect van Kwan Jin. Daarbij gaat het niet om iets heiligs of mystieks maar wordt juist gesproken van een groot vertrouwen in, en op het leven. En daarmee dus ook op de ander.

Dat is natuurlijk opvallend. Want wat wij in dit leven van anderen ontmoeten, is meestal maar matig. En ook wat wij zelf overbrengen richting die ander, is soms zeer beperkt, ondanks al onze mogelijke goede bedoelingen en inzet. We weten heel goed dat mensen vaak gebrekkig functioneren.

Toch hebben wij het hier over een groot vertrouwen. Niet in God, of iets mystieks maar in de ander. Dat wordt benadrukt in het beeld van Kwan Jin; het vertrouwen dat als het er echt op aan komt, dat er dan iets is, of iemand is, die luistert.

Soms hebben wij dat in ons leven al ondervonden. Iemand die bijvoorbeeld een helpende hand uitsteekt of je simpelweg echt aankijkt. Een gebaar dat zo oprecht is en warm, waardoor je ook weet: als dit er is, in dat kleine gebaar, dan kan ik mij voorstellen dat het ook onbegrensd aanwezig is.

Dat is het vertrouwen in de levende persoon. Maar met een
levende persoon wordt hier vooral Echt Levend bedoeld…
Anders gezegd, echt wakker. Dat is een levende persoon
voor wie niets onmogelijk is. In de woorden van de filosoof
Kierkegaard: voor een levende persoon zijn er geen
grenzen.

Er zit ook een andere kant aan dit verhaal. Een waarborg
misschien, een garantie waardoor wij mogen vertrouwen op
dit idee van Kwan Jin. Die zit in het feit dat wij zelf mee
doen. Dat is de eeuwige oproep in zen om echt wakker te
worden. Waardoor wij open staan voor de werkelijkheid, en
dus ook voor de ander. Waardoor wij zelf die gestalte van
Kwan Jin vertolken of die levende persoon van Kierkegaard
worden.

Dat begint met de uitnodiging om echt te leven in het hier
en nu. Dat betekent niet alleen, zoals zo vaak wordt gezegd,
aandachtig leven, maar vooral de vanzelfsprekendheid van
het nu weg laten vallen. Dat is het bewustzijn van een jong
kind dat morgen niet kent. Voor hem is elk moment totaal.
Of, geen enkel moment is gewoon. Als straks niet bestaat,
morgen nog moet komen… Dan is daar waar we nu zijn,
ook volledig de werkelijkheid. En alles wat zich daarin
aandient, dus ook die ander, bestaat totaal.

Als de vanzelfsprekendheid van het nu is weg gevallen,
moeten we wel met een open blik in de werkelijkheid staan.
Die open blik betekent ook het contact aan gaan met alles
en iedereen, zonder te blijven hangen in onze voorkeuren.
Dus ook geen onderscheid tussen mooie dingen en niet

mooie dingen. Of, hier heb ik aandacht voor, daarvoor liever niet. Een zenmeester zei eens: "Voorbij alle ideeën over goed en fout, is er een plek. En daar zal ik je ontmoeten. Dat is het moment en de plek waarop de werkelijkheid zich manifesteert."

Dezelfde gedachte komt naar voren in de vraag: Hoe word ik bevrijd door de 10.000 dingen? Een bekende zen-vraag die betekent: hoe word ik bevrijd door de werkelijkheid? Dat kan alleen als je echt open staat en bereid bent de werkelijkheid binnen te laten komen. Dit is een wezenlijk diepgaand contact met de werkelijkheid waarbij er niet langer een muur staat tussen jou en de werkelijkheid, tussen jou en die ander, of tussen jou en al het andere.

"Dit is het hart. Doe hier jouw werk".

Dat is Kwan Jin: Luisteren naar de noodkreet. Als het hart luistert, is het antwoord nooit zwijgen of onverschilligheid, maar juist diepe betrokkenheid. Dat zijn de momenten waarop wij anderen in nood horen, en waarop we alles uit handen laten vallen om daar bij te zijn en te helpen.

Epiloog

Een samoerai is op bezoek in een zen klooster en raakt in gesprek met de zenmeester. "Wat jullie monniken doen, dat vroege opstaan, dat vele mediteren... dat is niks voor mij. Maar," vraagt hij: "Is er toch een manier waarop ik verlicht kan worden?"

De zenmeester denkt even na en vraagt dan: "Is er iets dat je heel graag doet?"

"Ja," zegt de samoerai enthousiast, "schaken!"

"Oké..." De zenmeester knikt. Hij laat een schaakbord halen, kijkt vervolgens om zich heen en ziet in de tuin een oude monnik aan het werk. Hij wenkt hem naderbij: "Jullie twee... Jullie gaan schaken. Maar," zegt hij terwijl hij het zwaard van de samoerai pakt, "degene die verliest, verliest zijn hoofd!"

De samoerai denkt even na. Een grote prijs natuurlijk maar als dat nodig is om verlicht te worden, dan moet het maar. Hij is tenslotte wel een samoerai.

Ze beginnen te schaken. De samoerai gaat volledig in het spel op. Het schaakbord wordt zijn totale wereld.

Nadat er een flink aantal zetten gespeeld zijn, weet de samoerai: Als ik de volgende zet speel, kan ik niet meer verliezen! Op dat moment kijkt hij over het schaakbord heen, recht in de ogen van de oude monnik die hem vriendelijk glimlachend aankijkt. De samoerai kan opeens geen stuk meer verzetten.

De zenmeester ziet wat er gebeurd, heft het zwaard... en slaat het schaakbord dwars door midden.

Bronnen

Joko Beck: "Alle Dagen Zen" & "Niets bijzonders"

Bernie Glassman, diverse boeken

Ton Lathouwers, diverse boeken

Robert M. Pirsig: 'Zen en de kunst van het motoronderhoud' & 'Lila'

Nico Tydemen, diverse boeken

Janwillem van de Wetering, diverse boeken

Over de auteur

Marc Brookhuis, dharma naam Jikan, houdt zich al meer dan 20 jaar intensief bezig met zen-meditatie en oosterse filosofie. Een groot deel van zijn zen-opleiding volgde hij bij Zentrum in Utrecht. Daarnaast heeft hij enkele weken in Wat Suanmokh (een klooster in Thailand) Vipassana meditatie beoefend. Naast zijn werk als zen-leraar is Marc mental coach en schrijver van diverse boeken over zen, mindfulness en oosterse filosofie.

Wie meer informatie wil over cursussen of coaching kan terecht op zijn website 4 & 2:

www.vierentwee.nl.

Andere titels van deze auteur:
Marc Brookhuis heeft diverse boeken geschreven, over zowel oosterse als westerse filosofie. Zie hieronder enkele titels die ook als e-book verkrijgbaar zijn.

- Mindfulnes, aandacht voor nu
- Meer Mindfulness, terug naar de Boeddhistische bron
- Oosterse filosofie, vijf levensbeschouwingen
- Zen, verhalen uit het oosten
- Zen en de kunst van kwaliteit
- Onafhankelijk Denken, filosoferen doe je zelf
- Sleutelen aan democratie